JN204688

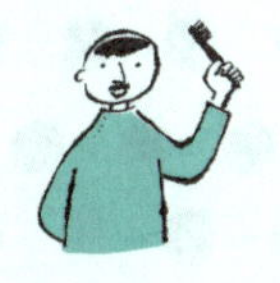

ドクター朝田の間違いだらけの子どもの歯みがき

朝田芳信
Yoshinobu Asada

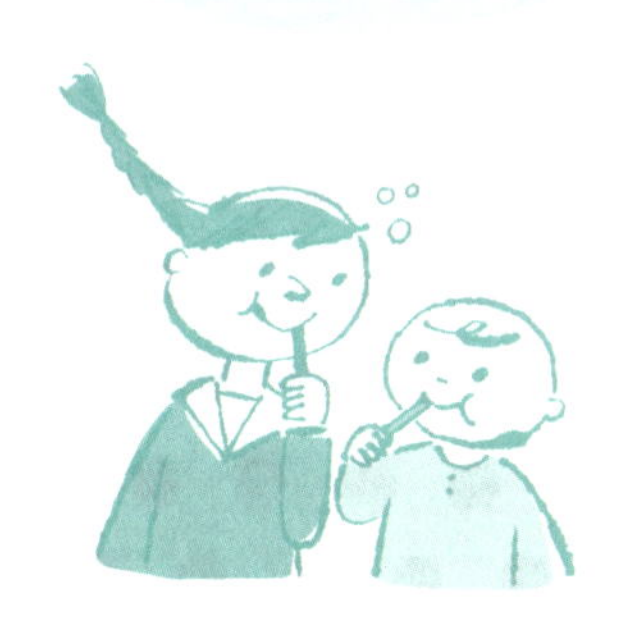

春陽堂書店

ドクター朝田の
間違いだらけの歯磨き

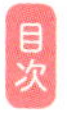

はじめに

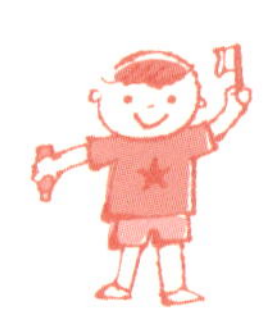

part 1

めざせ、ピカピカの歯！「自分みがきと仕上げみがき」の完全マニュアル

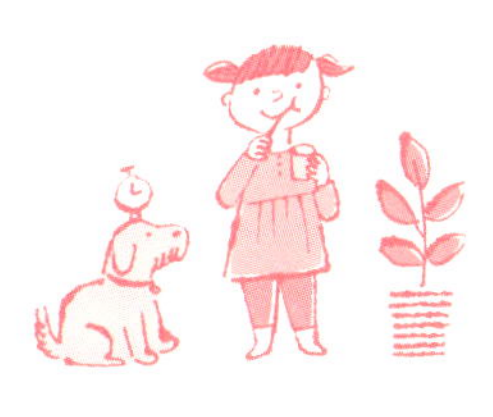

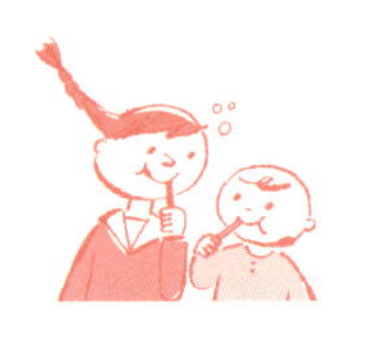

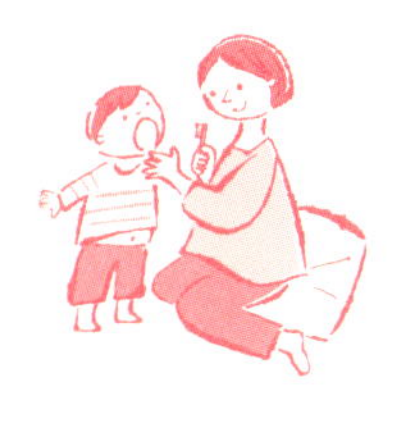

装画・目次イラスト　木下綾乃
本文イラスト　尾坂日向子

はじめに

自己流は厳禁！　むし歯菌が大よろこび

歯が痛くなって慌てて歯医者さんにかけ込んだら、時すでに遅く、むし歯が進んでいて大きく削られたり、神経を抜くことになったり、歯周病が進んでしまって歯を抜かなければならなかったり……。こんな経験のある方は決して少なくないのではないでしょうか。

歯は削ってしまったら、元には戻りません。失われてしまったらその部分はかぶせものをして補ったり、人工の歯を入れたりして歯の代わりとして使うことになります。しかし、人工の歯は天然の歯ほど丈夫ではないため、長持ちはしません。年とともに歯がダメになってくることが多いのです。

歯はかけがえのないものであり、歯をできるだけ削らずに、健康な状態を保つことがいかに大事かは大人になって初めて実感するものです。

だからこそ、

「子どもにこんな思いはさせたくない」

「せめてむし歯のない歯にしてあげたい」

と親御さんが思うのは当然です。

ところが……、

「毎日、きちんと歯みがきをさせていたのにむし歯になってしまった」

「仕上げみがきをきちんとやっていたのに子どもをむし歯にさせてしまった」

という親御さんの声は多いのです。


親御さん、特にお母さんは子どものことを自分の命よりも大事と考えます。

毎晩、嫌がる子どもをねじふせて、必死で仕上げみがきを頑張っていたとしたら、むし歯ができてしまったときのショックはなおさら大きいものです。

なかには、

「もともとむし歯のできやすい体質だったのでしょう」

「もう、歯みがきをちゃんとする気にならないわ」

とあきらめ顔のお母さんもいらっしゃいます。

なぜ、きちんとみがいているのに、仕上げみがきを頑張っていたのに、むし歯ができてしまったのでしょうか？

それは、**みなさんの歯みがきの方法が間違っているからなのです。**

みなさんは歯みがきの方法をどこで習いましたか？

小さいころにお母さんやお父さんから。あるいは小学校の保健指導で？　歯医者さんで指導を受けた人もいるでしょう。しかし、いずれにせよ、

「私は正しい歯みがきの方法を知っています。それを毎日、実行しています。ほら、その証拠にむし歯はゼロですよ！」

と自信を持っていえる人はほとんどいないでしょう。

そうなのです。私たちは知らず知らずのうちになんとなく身につけた、**自己流の歯みがきをしている**のです。さらに、歯みがきを何のためにやってい

るのかという目的すら忘れて、ただ、なんとなくみがいてしまっている人がほとんどなのです。

しかし、オリンピック競技を見ていてもわかりますが、スポーツは自己流ではなかなか上達しません。歯みがきも同じです。自分なりにいっしょうけんめい頑張ってブラッシングをしているけれど、肝心の、歯みがきで取り除かなければならないデンタルプラーク（歯垢）は歯に残ったまま、ということになってしまうのです。

確かにきちんと歯みがきをすることは難しい。それは、むし歯や歯周病の原因となる**デンタルプラークが乳白色という、きわめて歯の色に近い**ということがまず、大きいのです。

デンタルプラークに色がついていて、みがき残しがすぐにわかれば、自己流の歯みがきでも、汚れをもっと簡単に落とせます。しかしながら、乳白色のプラークでは**歯なのか汚れなのかが見分けられません。**

これを取り除くには相応のテクニックが必要です。

歯の形はとても複雑で、食べカスが入り込んでしまうすき間や溝がたくさんあります。例えば奥歯の歯と歯の間、奥歯のかみ合う溝の部分などは、自己流でやっていてはまず、みがけません。

ほかにもみなさんがやっている自己流の歯みがきではダメという理由がたくさんあります。では代表的な「4つのダメ」について、その理由とともに紹介していきましょう。

自己流歯みがきで起こる4つのダメ

時短みがきは命とり

自己流の歯みがきをしている人は、「歯の汚れをきちんと落とす」という目的意識がとぼしいケースが多いものです。歯をみがく順序が決まっていないことが多く（なんとなくみがいてしまっている）、どこをどのようにみがいたらいいかわからずにみがいているため、結果としてみがく時間が短くなり、十分に汚れを落とすことができません。

アバウトすぎます横みがき

横みがきとは、歯面に対して、歯ブラシの毛先を垂直に当て、横にみがく方法です。正しい歯みがきでは52ページで紹介する歯ブラシの前面だけでなく、「つま先」と呼ばれる先端の部分や持ち手に最も近い「かかと」と呼ばれる部分などを歯の場所や形によって使い分け、1本1本の歯をみがき残しがないように、みがきます。

ところが、横みがきではストローク（移動）が大きくなり、隣り合う2〜3本の歯を同時にこすることになるため、歯面の一部しか汚れを落とすことができません。特に歯と歯の間にたまったデンタルプラークを取り除くことが難しいのです。

力の入れすぎ、意味な〜し

効果的にデンタルプラークを取り除くには適度な圧力で、歯ブラシを軽やかに動かすのがコツですが、自己流の場合は、これができていない人が多いのです。特に強くみがきすぎる人が多い傾向があり、みがき残しが起きやすくなります。

ご注意あそばせ、毛先の広がり

自己流の場合、歯ブラシの交換時期にも無頓着な人が多いのが現状です。新しい歯ブラシのまっすぐな毛先で除去できるデンタルプラークを１００％とすると、**毛先が少し開いた歯ブラシではデンタルプラークの除去率は20％落**

ち、毛先が大きく開いた歯ブラシでは、40％以上ダウンすることがわかっていいます。このため、いくら頑張ってみがいても、なかなか汚れを落とせないのです。

もうおわかりですね。自己流のままの歯みがきではいっこうに、むし歯は減らないという理由が。

親御さんが正しいと思ってお子さんにやってあげている、その歯みがきの方法が間違っているために、みがいても、みがいてもむし歯ができてしまうというわけなのです。

さらに**自己流の歯みがきは親御さんからお子さんにも受け継がれてしまいます。**親御さんの歯みがきが自己流であれば、当然、子どもの歯みがき（自分みがき）も、仕上げみがきも自己流のまま。ずっと**負のスパイラル**が続いてしまいます。

さらに、多くの場合、歯みがきの方法だけでなく、**歯ブラシ選びや歯みがき粉の選び方なども、自己流になっている**ことが多いのです。

また、子どもの歯は大人の歯に比べて弱いもので、乳歯だけの時期や生え変わりの時期など、年齢によって次々と変化します。

そのため、むし歯になりやすい歯も刻々と変わり、ていねいにみがきたいポイントも変わってきます。

もちろん、歯医者さんに行けば正しいみがき方を教えてくれますが、一度、教わっただけではなかなか身につかないのが現実でしょう。

教わった直後にはできても、家で繰り返し練習をしないと、たちまち、自己流に戻ってしまいます。

そこで私は小児歯科の専門医という立場から、みがくときにかたわらにおき、わからなくなったらすぐに見ることのできるお手本になるような「子どもの歯みがきの本」があったらいいな、と長年、思ってきました。

今回、そうした本を作る機会に恵まれ、本書をお届けすることとなりました。

多くの方がまだあまりご存じでない「歯ブラシの選び方」や「歯みがき粉の選び方」「仕上げみがきを楽におこなう方法」なども紹介しています。

また、公式サイトでは本書で紹介する歯みがきの方法のポイントなどをわかりやすい動画やアニメーションで見ることができるようになっています。
最初は難しそうに思うかもしれませんが、それらを参考にして**コツさえつかめれば、歯みがきがどんどん楽しくなってきますよ。**

親御さんが覚えたら、今度はそれをお子さんに教えてあげてください。

子どもに歯みがきをしてあげることは親子のスキンシップにもなり、子どもの発育にもとてもよい影響があります。
また、正しい歯みがきの習慣を身につけさせることは、規則正しい生活習慣を身につけさせることでもあり、**お子さんにとって一生の宝**になることを確信しています。

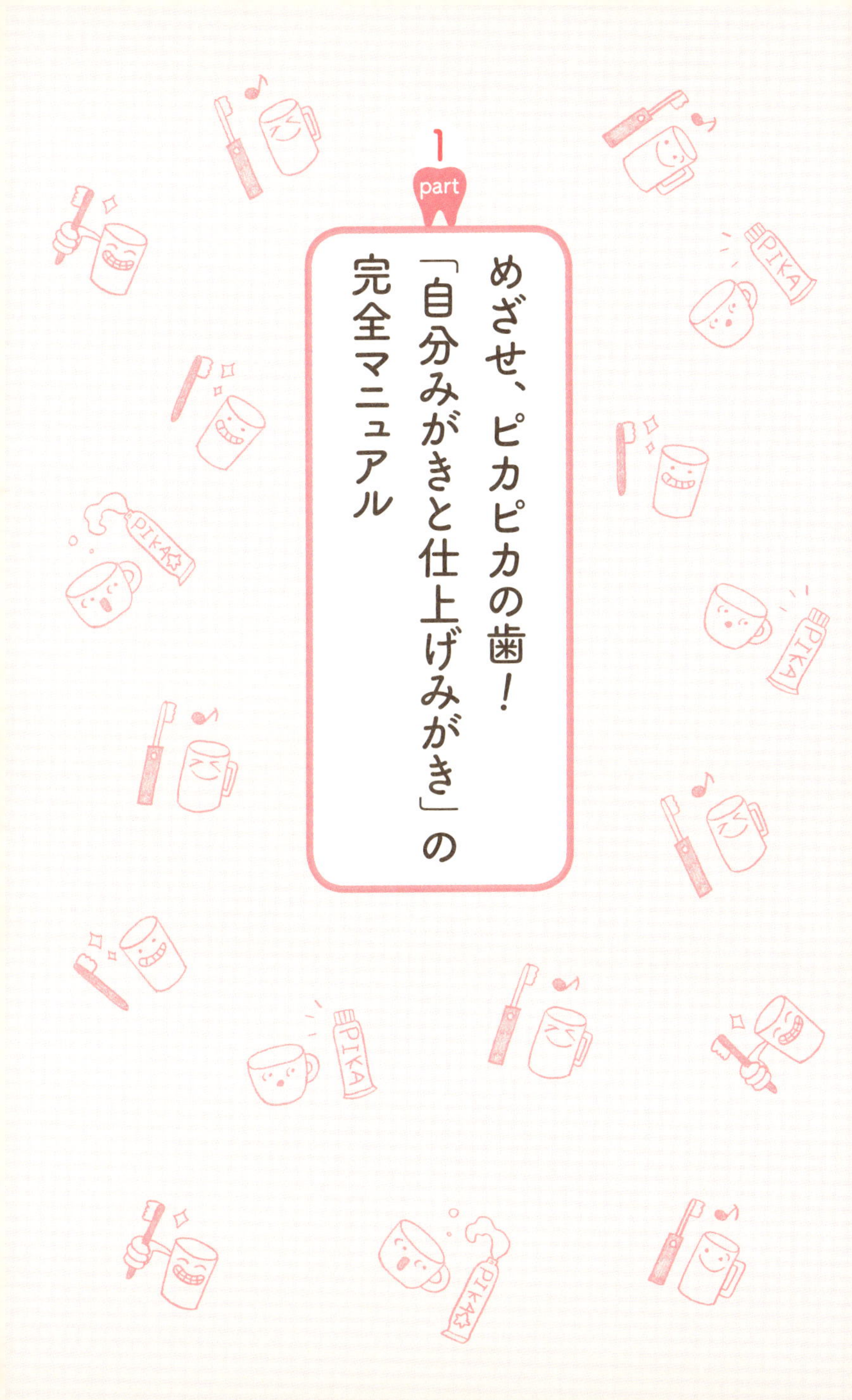

part 1

めざせ、ピカピカの歯！「自分みがきと仕上げみがき」の完全マニュアル

正しい歯みがきとは、食べ物のカスをきちんと取り除き、みがき残しをしないこと。ほとんどの人はこれができていません。まずは歯ブラシの当て方や、歯みがきの順番をしっかりマスターしましょう。慣れてしまえば自然に歯ブラシを持つ手が正しい方向に動くようになります。

この章では子どもが自分でみがく**「自分みがき」**、**親御さんの「仕上げみがき」**の正しいやり方について、紹介します。最初はわかるようになるまで、毎日、本を見ながら、あるいは、動画やアニメーションを見ながらやってみましょう。慣れてくるとお子さんも歯みがきを楽しんでくれるようになります。

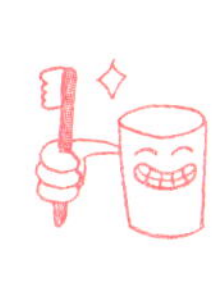

そもそもどうして歯みがきをするの？

歯みがきは何のためにするか知っていますか？　実は食べた後になんとなく、みがくという習慣だけがついてしまっていて（習慣はとても大事なことですが）、本来の目的を忘れてしまっている人が多いのです。

あらためて理解しましょう。歯みがきの大きな目的は、むし歯を防ぐことです。

「そんなこと知っている」と怒られそうですが、ではみなさんはむし歯がなぜできるかを知っているでしょうか？

それを知ることで、実はどこをどうみがけばむし歯ができにくくなるかということが理解できるのです。

少し難しいところもあると思いますが、お子さんにも少しずつ教えていただきたいことなので、ぜひ、読み進めてくださいね。

最強の敵、バイオフィルム

むし歯菌が口の中に入って感染し、すみついてしまったとしても、ただちにむし歯が発生するわけではありません。

私たちのからだにはさまざまな病原菌から身を守る働きがあります。口の中も例外ではなく、むし歯菌が活動を始めても、これを抑える働きが備わっているのです。あとで詳しくお話ししますが、**唾液（だえき）による「再石灰化（さいせっかいか）」**という働きです。

歯をきちんとみがくことで、この再石灰化がうながされ、からだの自浄作用が強化されるのです。

さて、口の中にいる**むし歯菌が活動する絶好のタイミングは食後**です。むし歯菌は食べカスのなかでも糖質（炭水化物）が大好きです。ご飯や砂糖などの糖分が歯に残っていると、そこに集まってきてエサとして食べた後、酸を発生させます。

むし歯菌が発生させた酸と糖質から作られる酸によって、食後は口の中が酸性に傾きます。

そしてpH（ペーハー＝酸性やアルカリ性の度合いを示す数値）が5・5以下になると

歯の表面のエナメル質からカルシウムやリン酸などのミネラルが溶けだす「脱灰（だっかい）」という現象が起こります。

歯が溶けだす、というと怖いですよね。しかし、人間のからだはよくできていて、さらに数十分たつと唾液の力で口の中は中性に戻り、脱灰が止まります。その後、「再石灰化といって、唾液中に溶けだしたミネラルが歯に戻り、修復されるようになっているのです。

このように健康な口の中では食事のたびに「脱灰」→「再石灰化」が繰り返されるので、そう簡単にはむし歯になりません。

そして、再石灰化を助けているのが毎日の歯みがきなのです。

食後にきちんと食べカスを取り除くことにより、むし歯菌のエサがなくなれば、脱灰→再石灰化がよりスムーズにいくようになります。

ところが自己流の歯みがきで、毎度、同じところにみがき残しができてしまうと、その部分にむし歯菌がどんどん集まり、再石灰化がうまくいかなくなってしまうのです。

というのも食べカスはやがて、むし歯菌と出合ってデンタルプラークという、むし歯菌の巣窟(そうくつ)を形成します。デンタルプラークは初期のうちは歯みがきで落とせるやわらかいものなのですが、放置しておくと数日で、歯みがきでは落ちない「バイオフィルム」という、頑固な付着物に変化します。

こうなるとやっかいです。

バイオフィルムのついた場所は外からふさがれていて、唾液も届きにくいので、その部分には自浄作用が働かず、再石灰化がうまくいかなくなります。

さらにやっかいなのは、**バイオフィルムの中ではむし歯菌はエサがなくても生き続けられる**ということです。

むし歯菌の代表格であるミュータンス菌は自身の酵素からネバネバのグルカンという物質を生みだし、これをエサとすることができます。そうして酸を出しながら周囲の歯を溶かしていくのです。

歯みがきをすることは、まさにこのバイオフィルムから歯を守るための作業にほかならないのです。このことを意識して歯みがきをすると、歯ブラシの当て方も変わってきます。「なんとなく」の歯みがきが目的を持った歯みがきに変わってくると、みがき残しが減ってくるのです。

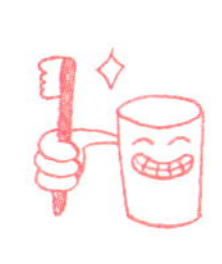

ちょっと待って！ その歯ブラシ選び

正しい歯みがきを身につけるためには、まず、「歯ブラシの選び方」が大切です。ブラシ選びを間違っている親御さんは、けっこう多いものです。

例えば子どもの歯ブラシを選ぶとき、パッケージの表示だけで決めている、などです。口の状態に合った歯ブラシを使わないと、みがき残しが非常に多くなります。

では、どんな歯ブラシを選べばいいのでしょうか。

まずは歯ブラシの構造を理解しましょう。

歯ブラシを選ぶポイントとして、知っておきたいのが、

①**「ヘッド」**（歯をみがくブラシの部分）
②**「ハンドル」**（持ち手）
③**「ネック」**（ヘッドとハンドルをつなぐ部分）の3つのパーツです。

同じ子ども用歯ブラシであっても、これらのパーツは少しずつ違います。お子さんの年齢や歯の生え方に合わせてちょうどいいものを選ぶことが大事です。

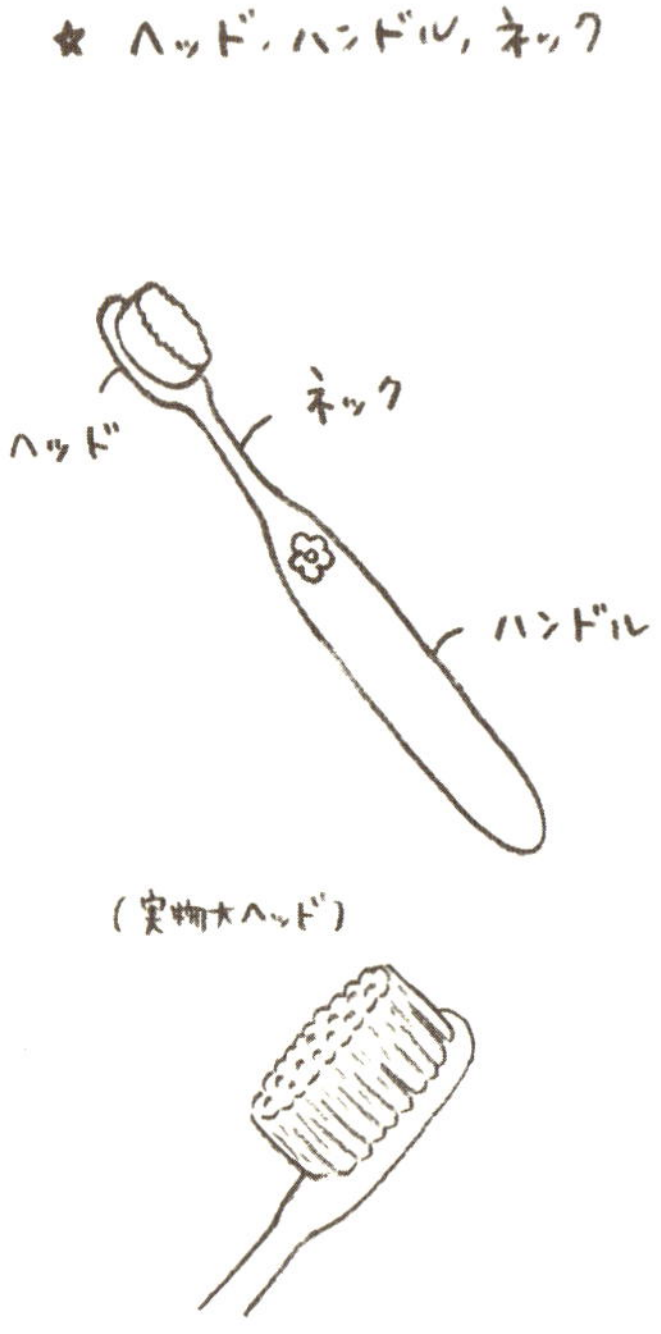

ヘッドの選び方

自分みがきのまねができるようになるのは生後8か月から12か月ごろ。前歯が生えてきたころです。この時期から並行して、仕上げみがきもスタートします。

まず、自分みがきに使う歯ブラシの選び方ですが、この時期の自分みがきは歯ブラシを口の中に入れる習慣をつけさせることが目的なので、なにより、使いやすく、快適にみがける歯ブラシを選んであげる必要があります。

その点、ヘッドの選び方は重要です。

大人でも歯みがきをしていて、「オエッ」となることがよくあるでしょう。

これは口や歯に対してヘッドが大きすぎることが原因です。

子どもの歯みがきをよく見ていると、**口や歯が小さいのに大きいヘッドの歯ブラシを使っているケースが多い**のです。

その結果、みがきにくいだけでなく、歯ぐきなどの粘膜が傷つき、歯みがきを痛がる原因となります。（なお、歯ブラシの毛先が広がっている場合も、歯ぐきが傷つきやすくなります。本来、歯ブラシの毛先は粘膜を傷つけないようコーティングされているので、歯ぐきを傷めるようなことは基本的にありません）

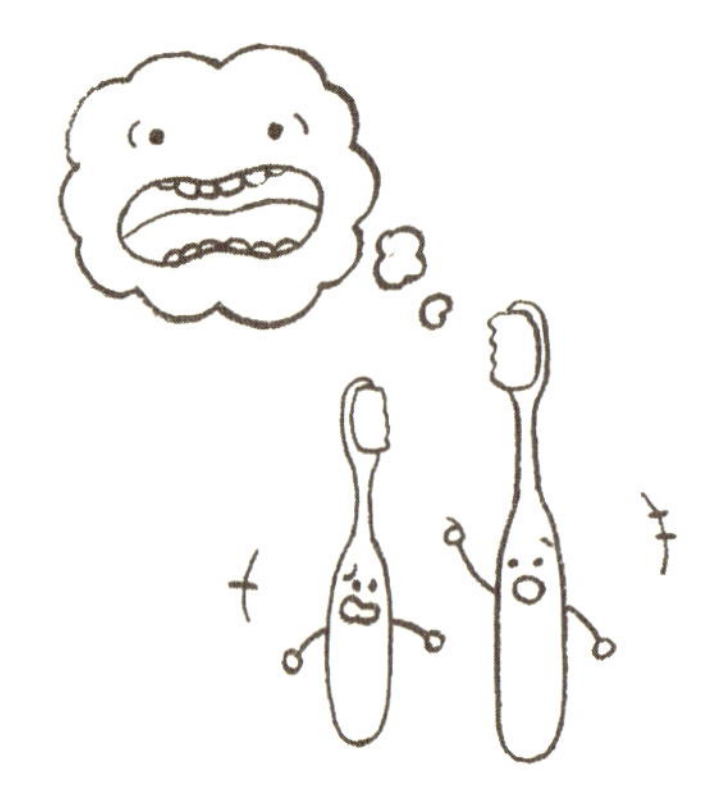

最初は下の前歯から生えてきますので、ヘッドの長さはその分（下の前歯2本分、8ミリ程度）の大きさが最適です。

その後、年齢とともに口や歯が成長してきますので、定期的にサイズの見直しをしてください。口や歯が大きくなったのにヘッドが小さいままだと、十分に歯の汚れを取ることができません。

乳歯が生えそろってきたら（主に3歳を過ぎたころ）下の前歯4本分程度（16〜18ミリ程度）のヘッドの歯ブラシを選びましょう。

なお、子どもが小さいうち（特に1歳まで）は歯みがきによる事故（37ページ）

を防ぐために、けがの防止対策がとられた歯ブラシを使うのもいいでしょう。

6歳前後からは永久歯が生えはじめ、親知らずを除いて小学生（12歳くらい）までの間にすべての歯が生えそろいます。

乳歯と永久歯が交じっているときは、乳歯の奥歯2本分（18〜20ミリ程度）、永久歯がほぼ生えそろったら、下の前歯4本分（22ミリ程度）のヘッドを目安にするといいでしょう。

ハンドルはだ円形

ハンドルの形には大きく分けて、持ち手の中央断面が**だ円形と長方形の2種類**があります。

★ パームグリップ、ペングリップ

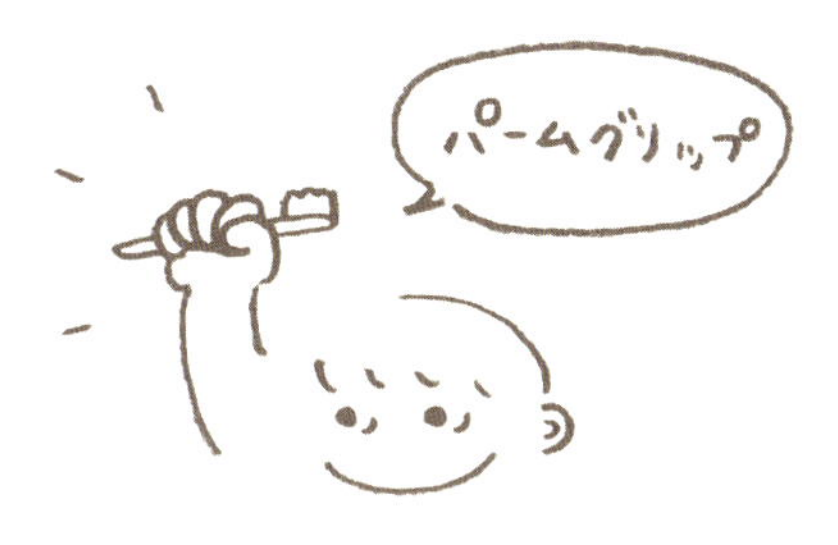

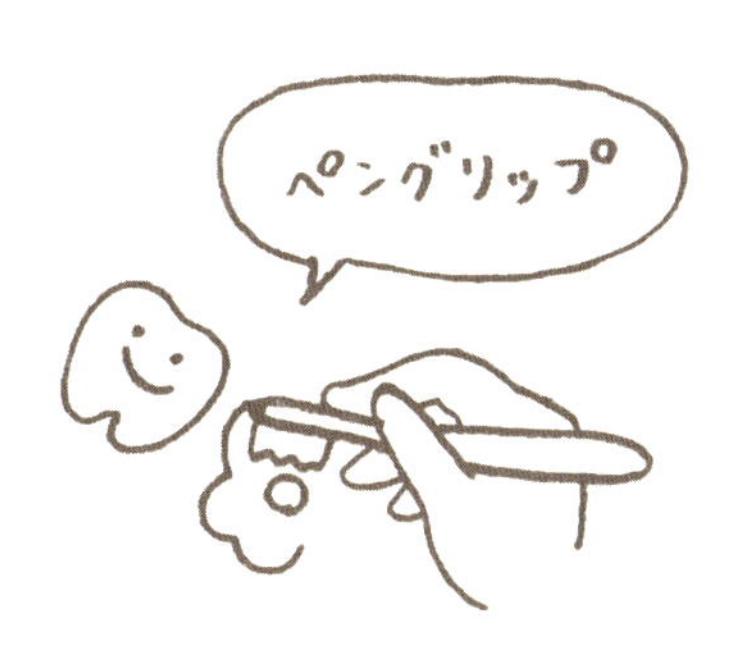

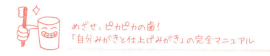

ハンドルの選び方は歯ブラシの握り方と関連しています。

歯ブラシの握り方には大きく分けてグーで握る「パームグリップ」と、ペンを持つように握る「ペングリップ」があります。

子どもにはしっかりと握ることのできる**パームグリップがすすめられていますが、これに合うのはだ円形のハンドル**です。

6歳で変えるネックの長さ

ネックには長いものと短いものがあります。**ネックが長いほうがヘッドが口の奥まで届く**ので、奥歯が生えてきたら少し長めのものを選びましょう。

特に6歳ごろになり、永久歯である6歳臼歯（第一大臼歯）が乳歯の奥に生えてきたら、ネックの長さには、より気を配ってあげる必要があります。6歳臼歯はとてもみがきにくく、最もむし歯になりやすい歯の一つ。逆にいえば、この歯をちゃんと守ってあげれば、大きなハードルは一つクリアしたことになります。

歯ブラシ選んで付き添えば、けがは少なし

1歳くらいのお子さんには、けが防止対策のとられた歯ブラシを選ぶのも一つの方法です。

近年、小さな子どもが歯ブラシやおもちゃ、箸やペンなどの異物をくわえていて起こる口の中のけがが増加傾向にあります。

実は原因となる異物で、意外に多いのが歯ブラシなのです。

国民生活センターの報告によれば、歯みがき中に歯ブラシをくわえたまま転倒するなどして外傷を負ったという報告が、２０１０年12月から２０１３年1月末までに50件寄せられています。

年齢では1歳児が最も多く、4歳以下の発生件数が9割以上を占めています。なかには**歯ブラシが頬に刺さり、手術・入院**となった事例も報告されています。

ただ、誤解しないでほしいのは、この結果からすぐに「歯みがきや歯ブラシが危険なもの」と思わないでほしい、ということです。

けがをした年齢を見ればわかるとおり、歯みがき中のけがはほとんどが4

歳以下の小さなお子さんです。

東京都商品等安全対策協議会の調査では1～3歳の歯ブラシによる口の中のけがは転倒が最も多く、次いで衝突、転落の順となっています。

つまり、目を離したすきに、歯ブラシをくわえたまま走り回り、転倒してしまってけがをするケースが多いということです。

小さいお子さんが「自分みがき」をするときは、目を離さず、親御さんが必ず子どもに付き添うようにしてください。

なお、けがの防止対策がとられた歯ブラシには「コブ付タイプ」や「持ち手がリングになっているタイプ」のほか、「のど突き防止カバー」がついているもの、最近では**ネックがやわらかい素材でできていて、万が一転倒しても変形し、けがの程度が軽くなるよう設計されている**歯ブラシも登場し、大変、人気になっています。

もちろん、**まずは、大事なのは親御さんが歯みがきに付き添うこと**ですが、安心して楽しく歯みがきをしてもらうために、購入を検討してもいいですね。

日本小児歯科学会の提言

- 就学前のお子さんには、歯みがきをするとき以外は歯ブラシを持たせないようにしましょう。特に、歯ブラシを口に入れたまま歩き回るのは絶対にやめさせましょう。
- 自分で歯ブラシを持ちはじめる1歳ごろから就学前のお子さんの「自分みがき」のときは目を離さないようにしましょう。
- 歯ブラシは就学前のお子さんの手の届かないところに置きましょう。
- 「自分みがき」の後に仕上げみがきをしましょう。

＊歯ブラシは親子をつなぐ、大事な温かいコミュニケーションツールですが、お箸と同じく棒状の物なので、乳幼児だけで使うと危険であるとの注意喚起のもと正しく用いること。

子どもの歯ブラシは仕上げみがきに使わない

次に仕上げみがき用ブラシの選び方です。

「えっ？　子どもがみがいている歯ブラシを使っちゃいけないの？」

と驚いている親御さんも多いかもしれません。そうなのです。ぜひ、面倒でも専用の歯ブラシを用意していただきたいと思います。

2歳くらいまでは、生えている歯の数も少ないので、子どもの歯ブラシを使ってもかまいませんが、成長して歯の数が多くなってくると、子ども用ブラシでは汚れが十分に落ちません。

仕上げみがき用の歯ブラシには子どもが使用する歯ブラシよりもヘッドがやや大きく、毛先の長いものを使用しましょう。

仕上げみがきの時には「寝かせみがき」や「立たせみがき」、「立たせ後ろみがき」などがあります。この中で「寝かせみがき」は子どもの頭が安定し、安全にみがける方法として推奨されていますが、この体勢で仕上げみがきをした場合、ヘッドが小さく、ネックが短い子ども用の歯ブラシでは、なかなか口の奥まで届かないのです。

選び方が難しい場合は、仕上げみがき用として売られているブラシを使ってもかまいません。

電動歯ブラシは超絶技巧!

最近は子ども用の電動歯ブラシもいろいろ出ているようですね。

電動歯ブラシは手が不自由な方など、特別な支援を必要とする人のために開発されたもので、50年余の歴史があります。

最初に電動歯ブラシが登場したときは「歯みがきの革命」といわれたものですが、現在ではさらに進化を遂げたさまざまな商品が出ています。しかし、この電動歯ブラシ、**子どもが自分みがき用に使うことはおすすめしません。**

子どもに電動歯ブラシを使うことが有効かどうかという研究は、いろいろおこなわれています。どの研究もデンタルプラークを除去する効果が、通常の歯ブラシに比べてすぐれているという結果が報告されています。
しかしながら、この結果だけをもって、「子どもには電動歯ブラシのほうがいい」とおすすめすることはできません。
というのも、いずれの研究も実施期間が１か月以内と短く、長期間使った場合にデンタルプラークを取り除く効果が持続するかどうかは不明だからです。

日本小児歯科学会では、子どもの**電動歯ブラシの使用は慎重にすべき**という考えをとっています。

電動歯ブラシは、モーターによって歯ブラシのヘッドが回転あるいは振動するものです。ただし、あくまでも動くのはヘッドだけ。鏡を見て正しいスタート場所を探し、そこから、自分でハンドルを動かしていかないとまんべんなくみがくことはできません。つまり、車の自動運転とは違うのです。

歯に合わせて角度をつけるのも、使う本人が決めます。したがって、**正しい歯ブラシの使い方を知っている人でなければ、みがき残しが出てしまう**というわけです。

みがき残しがないようにできたとしても、歯間などのみがきにくいところはデンタルフロスなどとの併用が必要です。みがく時間もトータルで考えると通常の歯ブラシと比べ、それほど変わらないでしょう。

では、音波歯ブラシや超音波歯ブラシはどうでしょうか。いずれも電動歯ブラシの進化系といえるもので、最近は電動歯ブラシの多くがこのタイプです。

音波ブラシは200〜300Hz（ヘルツ＝振動数・周波数の単位）の音波の高速振動によって、ブラシの毛先が接していない歯の周囲のデンタルプラークをも除去できます。

さらに超音波歯ブラシは、振動数が1万6000Hz以上の速さで、バイオフィルムまで除去できるといわれています。

しかし、**使い方は従来の電動歯ブラシよりもさらにテクニックが必要**です。特に難しいのが当て方で、歯ブラシを強く歯に当ててしまうと振動が抑えられてしまうため、毛先が歯にごく軽く当たるような感じにする必要があり、子どもには加減が難しいと思います。さらに、音波歯ブラシや超音波歯ブラシは使うときに唾液や歯みがき粉が霧状に飛散するので、やはり子どもには不向きです。

仕上げみがきなら電動もOKかもー

「仕上げみがきに電動歯ブラシを使うのはどうですか?」

という質問を受けることがあります。

これは、仕上げみがきをする親御さんに正しい歯みがきの仕方が身についている場合は、選択肢として考えてもいいでしょう。しかし、これまでにお話ししてきたように**ほとんどの大人は自己流の歯みがきをしてしまっている**

ので、まずは、正しい歯みがきの仕方を身につけてからにしていただきたいと思います。

なぜならば、**電動歯ブラシはたとえみがく技術があっても、どうしてもみがき残しが出やすい**からです。そこで、朝や昼は電動歯ブラシを使い、就寝前や落ち着いて時間がとれるときは通常の歯ブラシ、というように使い分けることをおすすめします。

なお、手や脳の障害などによって通常の歯ブラシをうまく動かせないお子さんには、電動歯ブラシがいい場合があります。

例えば歯みがきを極端に嫌がって、なかなか口を開けてくれない場合でも、電動歯ブラシならその動きや音に興味を持ち、歯みがきを受け入れてくれる場合もあるからです。

みがく場所を探すより、当て方を学べ

では、いよいよ歯みがきの方法について具体的に説明していきたいと思います。

歯みがきのポイントは、「みがき残しをしないこと」ですが、そのために一番大事なのは、ブラシの当て方です。あとでお話しする**「みがく順番」よりも、当て方のほうがはるかに重要と覚えておいてください。**

歯は、食べたものを最初にかみ切る前歯や犬歯、それを細かくすり潰す奥歯など、それぞれ歯によって役割が違うため、大きさや形が違います。

そのため、歯によってみがき方を工夫しないと汚れが落ちないのです。毛先を斜めに当てたり、ブラシのつま先を使ったり、かかとを使ったりして、汚れの取れにくいところをみがいていくのが正しい歯ブラシの当て方です。

これは例えると、**部屋をほうきでお掃除するイメージ**です。部屋のすみにはほこりがたまりやすく、その部分のゴミを取るには、ほうきの角度を変えなければなりませんよね。それと同じことが歯みがきにもいえるのです。

歯ブラシの当て方は自分みがき、仕上げみがきとも共通です。

なお、**子どもに自分みがきの歯ブラシの当て方を教える年齢の目安は、5**

歳くらいからです。

まずは、歯みがき粉をつけない状態で、当て方を学びましょう。

当て方がうまくできるようになったら、歯みがき粉をつけてみがきます。

歯みがき粉の選び方はpart2で詳しく解説しますが、むし歯予防の効果が非常に高いので、ぜひ、フッ素入りの歯みがき粉を使ってください。

「つま先、ここだよ〜」

歯ブラシの毛は**「前面」「つま先」「わき（サイド）」「かかと」**の**4つ**の部分に分けられます。最近ではこうした部分をわかりやすく色分けしている歯ブラシも出ています。4つの部分をみがく場所に合わせて使い分けることで、効

★ブラシの4つの部位

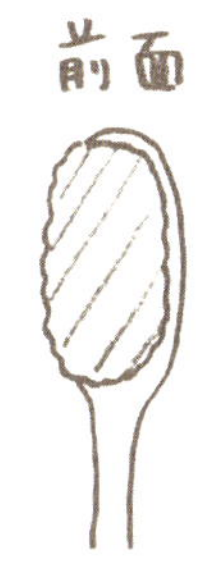

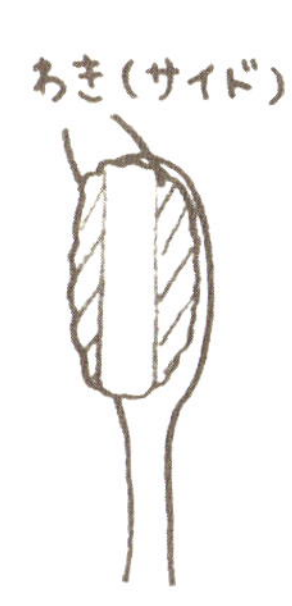

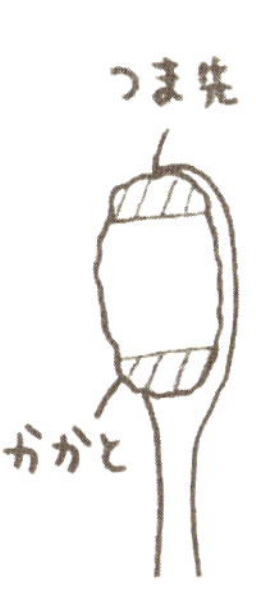

率よく汚れを取り除くことができます。

足に例えて「ここはつま先だよ～」「かかとだよ～」と子どもに教えながら歯みがきすると、すごく喜びます。上手に歯ブラシを当てることができると、歯ぐきなどに当たらないので、みがきやすく、気持ちいいのです。子どもはこのことを学び、自分みがきのときに自然に取り入れるようになります。

小さなうちに当て方を教えると覚えも早く、一度、身につけば一生忘れません。

では、上の歯と下の歯に分けて、それぞれの当て方について、学んでいきましょう。

ブラシのあてかた

奥歯は表側（唇側）、裏側（口の中側）ともに歯ブラシの「わき」でみがきます。奥歯の溝の部分は「前面」でしっかりとみがきます。

前歯の表は「前面」でみがきます。

前歯の裏側は「かかと」を使います。

奥歯をみがくときに「わき」や「かかと」「つま先」を使うのには理由があります。**奥歯は歯ブラシを垂直にあてることが難しく、角度をつけたほうが**

☆上・下の奥歯（表裏）溝（前面）

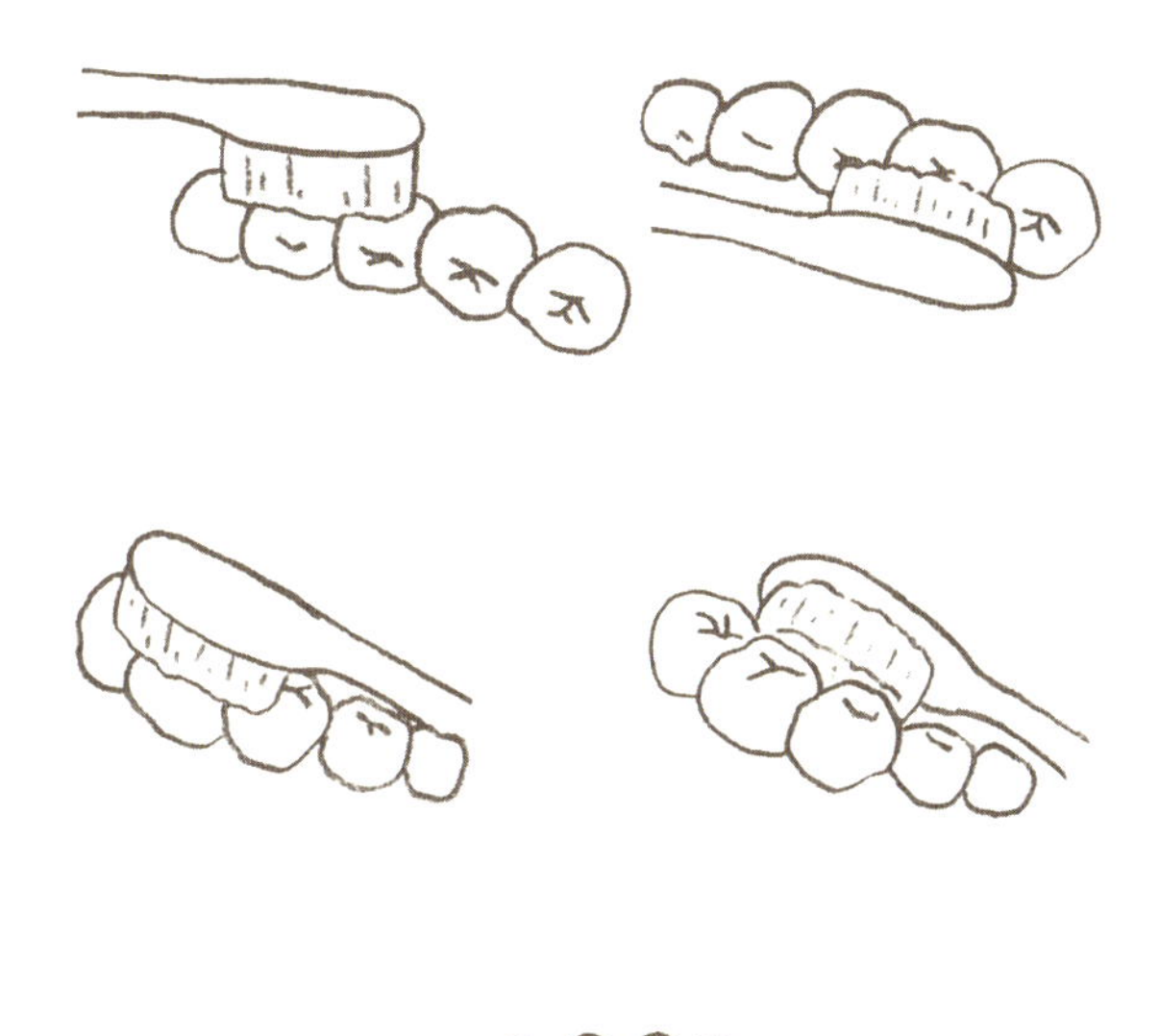

歯と歯の間までしっかりとみがくことができるからです。

なお、前歯の裏側は歯ブラシを裏側の歯面に合わせ、かき出すようにみがくため、スタートは「かかと」ですが、その後、「つま先」も使うかっこうになります。まずは親御さんが自分の歯でやってみて、身についたら、お子さんの仕上げみがきで実践してみましょう。

子どもに教えるときは、歯の形が前歯や犬歯、奥歯でそれぞれ違うんだよと説明してあげることも、ポイントです。

「前歯はシャベルのような形で、奥歯は、かみ合う面に複雑な溝があるよ。どのみがき方がよくみがけるかな？」

といった具合にわかりやすく、興味をひくように説明してあげてください。

やがて子ども自身が、どのように歯ブラシを当てればよいかを考えてみがくようになります。毎日、やっていると自然にみがき残しがなくなります。歯ブラシの正しい使い方を覚えると、汚れを取り除く効果が高まるばかりでなく、歯みがきが面白くなります。

年とともに自分に合った歯みがき方法を身につけることができます。そうして身についた歯みがきは一生ものですよ。

力を抜いてリラックス！

仕上げみがきのときは、歯の汚れをしっかり取ろうとするあまり、どうしても強くみがきたくなりますが、それは間違いです。**強くみがいたからといってその分、デンタルプラークがよく落ちるわけではありません。**

強く歯ブラシを押しつけると、毛束が曲がって開いたり、毛先がみがこうとする歯面からそれたりしてしまい、かえってみがき残しをしてしまいます。歯ブラシも傷みやすくなりますし、力の入れすぎは歯や歯肉を傷つける原因にもなります。

強くみがかれて痛いと、子どもが仕上げみがきを嫌がります。

もちろん、だからといって極端に弱すぎると汚れが十分に落ちません。目安としては**みがくときに音がすること。「シャッ、シャッ、シャッ」と聞こえてくれば、ちょうどいい力加減**です。

また、スケールを使って力の加減を知る方法もあります。

小児歯科の研究では、歯ブラシは**「150〜300g」程度の力をかける**のがいいとされています。スケールに歯ブラシを置き、目盛りが150〜300gになるよう、押してみましょう。その感覚で歯ブラシを歯に当ててみてください。

自由自在、グリップの握り

歯医者さんなどではペングリップがよくすすめられていますが、これは力加減を調整しやすいからで、グリップの握り方にはあまりこだわる必要はありません。仕上げみがきではパームグリップでも、ペングリップでも握りやすいほうでみがいてください。

なくせ、みがき残し！ 子どもが自分でみがく9分割法

歯ブラシの当て方が身についたら、いよいよみがく順番を身につけていきます。

前項でお話ししたように、歯みがきで一番大事なのはみがき残しをしないブラシの当て方です。**当て方が身につけば正しい歯みがきの9割がたは完成**です。あとはやはりみがき残しのないような順番を覚えること。アトランダムにみがくのではなく、小分けに区画分けしてみがく順番を身につけ、その流れにそってみがくことを身につけるだけです。


自分みがきは「9分割法」で覚えます。

歯ブラシの当て方とセットで、3歳ごろから少しずつ子どもに教えていきましょう。

最も簡単なのは、**歯を利き腕のほうから9か所に分けてみがく**方法です。

口を大きく開けてまず溝(かみ合わせ面)を順番に4か所みがき、その後、イーッの状態で左右の奥歯と前歯を3か所(計7か所)みがき、最後に前歯の裏側を上下それぞれみがきます。
「いち、にー、さん、しー、ごー、ろく、なな、はち、く」
と数えながらみがいているうちに終了です。子どもでもすぐ覚えられます。なお、みがく時間は1か所約20秒を目安にしましょう。9か所みがくと約3~4分になります。

小さいお子さんは歯も小さいので、溝をみがくときに奥歯の裏側もブラシでさわる形にすれば、あえて奥歯の裏側を歯みがきの順序に加えなくてもかまいません。この時期は子どもに歯みがきの習慣をつけさせることが目的なのです。

繰り返しになりますが、歯ブラシの当て方については、5歳くらいからで、20分割法(次項)を自分みがきでできるようになったら、じょじょに教えていきましょう。

ベースの9分割法を覚えさせる

◆**歯の溝**（かみ合わせ面）

①口を大きく開け、右側上の歯の溝
②続いて右下の溝
③次に左側上の溝
④左側下の溝。これで4か所終了です。

◆**奥歯と前歯**

⑤口を閉じて「イーッ」とかみ合わせ、歯の表側をみがく。まずは右奥の表側
⑥左奥の表側
⑦前歯の表側

◆**前歯の裏**

⑧口を開けて上の歯の裏
⑨続けて下の歯の裏。これで9か所すべてがみがけ、歯みがき終了です。

◆**前みがきの回数と時間**

①1か所を20回（20ストローク）数えながらみがく。
②9か所あるため合計で3～4分が歯みがき時間です。

では、左記を参考に早速、9割分割法からやってみましょう（左利きの場合は左上の歯の溝からスタートします）。

いいですか？　もう一度、

「いち（右上溝）、にー（右下溝）、さん（左上溝）、しー（左下溝）、ごー（右奥表側）、ろく（左奥表側）、なな（前歯表）、はち（上の前歯裏側）、く（下の前歯裏側）」

覚えられるまでは繰り返しやりましょう。

年齢があがるにしたがって、次に紹介する大人のみがき方を教えることになりますが、ベースはこの9分割法。このみがき方が身につくと、20分割法、28分割法に移行するのがとても簡単です。

☆9分割　（上顎）

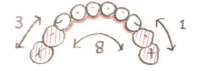

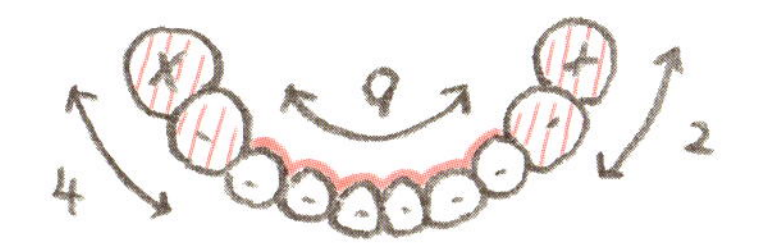

（下顎）

（上顎）

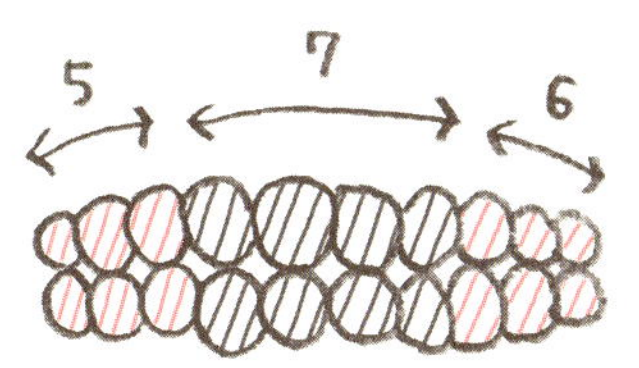

（下顎）

（9分割法のみがく順番）

親が習う仕上げみがき——20分割法、28分割法がすべて

子どもの自分みがきと同じように、仕上げみがきも分割法でおこないますが、みがき残しを避けるためにさらに分割は細かくなっていきます。

永久歯がまだ生えていない「乳歯列期」では20分割法、「混合歯列期」（乳歯と永久歯の混在している時期）**「永久歯列期」**（生えている歯がすべて永久歯になっている時期）**では歯が増えてくるので、28分割法**でおこないます。最終的には、子どもにも自分みがきとして、この方法を教えることになります。

20分割法、28分割法では一度にみがくことのできる歯の数が少なくなりますが、やり方のベースは9分割法と全く同じです。

分割が細かくなるので、止まってみがいては隣の歯に移動、止まっては隣に移動、ということをこまめに繰り返すことになります。

まずはどの番号にどの歯が入るか、分割する歯を覚えましょう。

大まかな分割でみがいている場合、みがき残す可能性が高くなるため注意が必要です。

わからなくなったらとにかく、**歯を一度にたくさんみがかず、小きざみにみがいていく**ということを心がけましょう。

ポイントは、

「前歯を上下とも2回に分けて（2分割）みがく」ということ。

これは**デンタルプラークが残りやすく、むし歯が起こりやすい糸切り歯（犬歯）**をしっかりみがくためです。

右の前歯（糸切り歯を含む）と左の前歯、でわけて考えるといいでしょう。

もう一つは、くどいようですが、「歯ブラシの当て方に注意する」ということ。

前項で覚えた歯ブラシの当て方を歯みがきの際にぜひ、使えるようにしてください。

歯ブラシが正しく当たっていればデンタルプラークの除去率はぐんと高まります。

もちろん、当て方を完璧にしようと思うあまり歯みがきが嫌になっては本末転倒です。

まずは、歯ブラシの「かかと」「つま先」の使い方だけを取り入れてみるところから始めてもいいでしょう。主に歯の裏側をみがくときに使う方法です。

最初は分割する歯のイラストなどを参考に、「1、2、3、4……」と20まで数えながらみがくことをおすすめします。

仕上げみがきの20分割法（乳歯列期）

乳歯列期（0～6歳未満）の仕上げみがきです。お子さんの様子を見て自分みがきにもじょじょに取り入れてください。

20分割法のやり方（みがく順）

◆上の歯の表側

①上の右奥表側

②糸切り歯を含む前歯（右側）

③隣へ移動し、糸切り歯を含む前歯（左側）

④左奥の表側

◆上の歯の裏側 歯ブラシのかかとやわきを上手に使う場所

⑤上の左奥裏側

⑥糸切り歯を含む前歯（左側）

⑦糸切り歯を含む前歯（右側）

⑧右奥の裏側

◆歯のかみ合わせ面（歯の溝）

⑨口を開けて右上の歯の溝（一番奥の歯の裏側までしっかりとみがく）

⑩左上の歯の溝

◆歯みがきの回数と時間

①1か所を10回（10ストローク）数えながらみがく。
②20か所あるため合計で4〜5分が歯みがき時間です。

これで上の歯、10か所をみがくことができました。

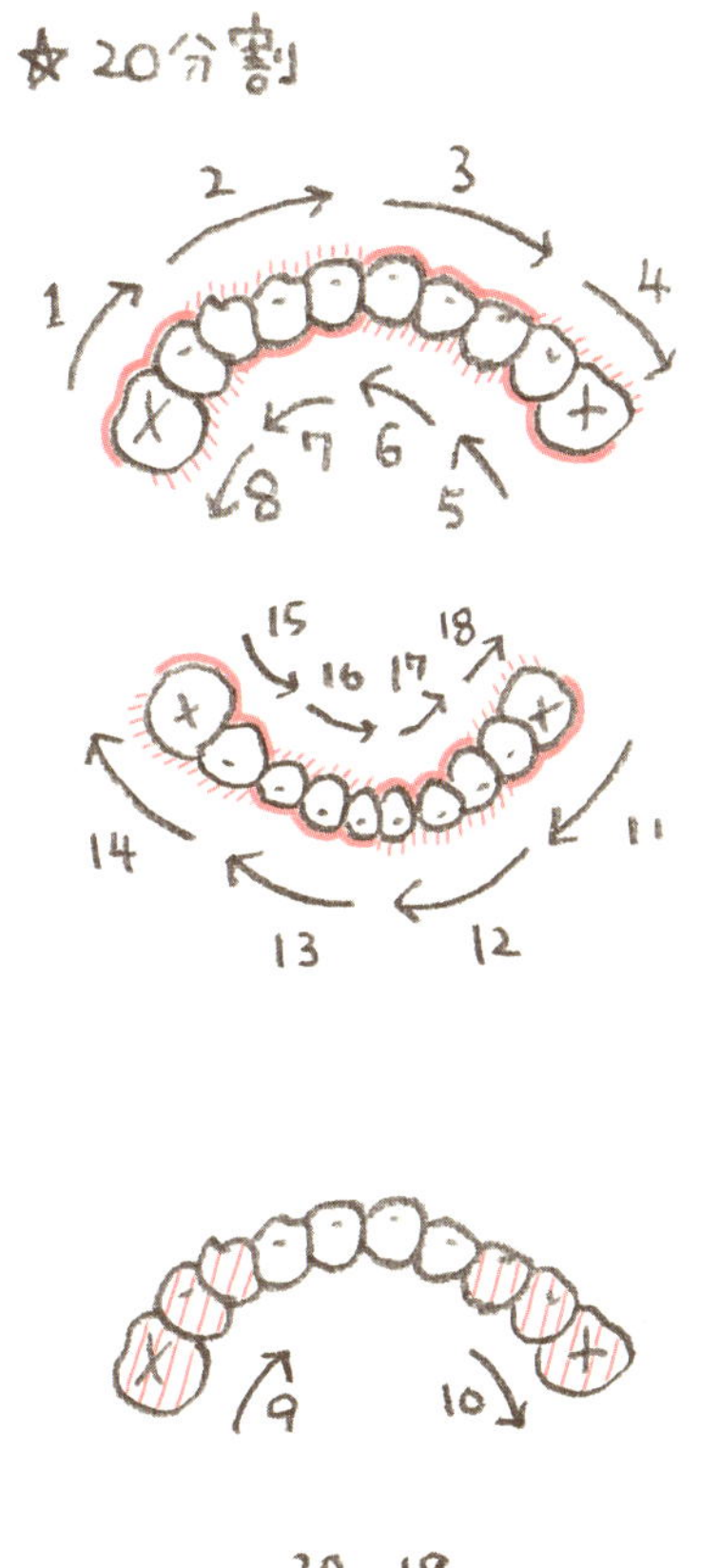

（20分割法のみがく順番）

同じように下の歯を外側→裏側→歯の溝、とみがきます（11〜20）。これで20か所すべてをみがくことができました。

仕上げみがきの28分割法（混合歯列期と永久歯列期）

混合歯列期に（6歳〜12歳）と永久歯列期の仕上げみがきです。

仕上げみがきの卒業時期の目安は8歳ですがお子さんの様子を見て自分みがきができるように教えましょう。

この年齢では最もむし歯になりやすい6歳臼歯が生えるために奥歯の数が増えます。お菓子などを食べる機会も増え、重症化しやすい奥歯付近のむし歯を歯みがきでしっかり守らなければいけません。

そこで28分割法では前歯の分割に加え、奥歯も2分割に増やします。すると、みがく箇所が上下それぞれの表裏で8か所増え、20分割→28分割になります。

ただし、歯ブラシのたどる順番は20分割法と同じです。

20分割法と同様、1〜28まで数えながらみがいてみましょう。

28分割法のやり方（みがく順）

◆**上の歯の表側**
①上の右、一番奥にある歯
②①の手前の奥歯
③糸切り歯を含む前歯（右側）
④糸切り歯を含む前歯（左側）
⑤そのまま左隣の奥歯
⑥左の一番奥にある歯

◆**上の歯の裏側**
⑦上の左、最も奥にある歯
⑧⑦の手前の奥歯
⑨糸切り歯を含む前歯（左側）
⑩糸切り歯を含む前歯（右側）
⑪そのまま右隣の奥歯
⑫右の一番奥にある歯

◆**歯のかみ合わせ面（歯の溝）**
⑬口を開けて右上の歯の溝
（一番奥の歯の裏側までしっかりとみがく）
⑭左上の歯の溝

◆**歯みがきの回数と時間**
①1か所を10回（10ストローク）数えながらみがく。
②28か所あるため合計で5〜6分が歯みがき時間です。

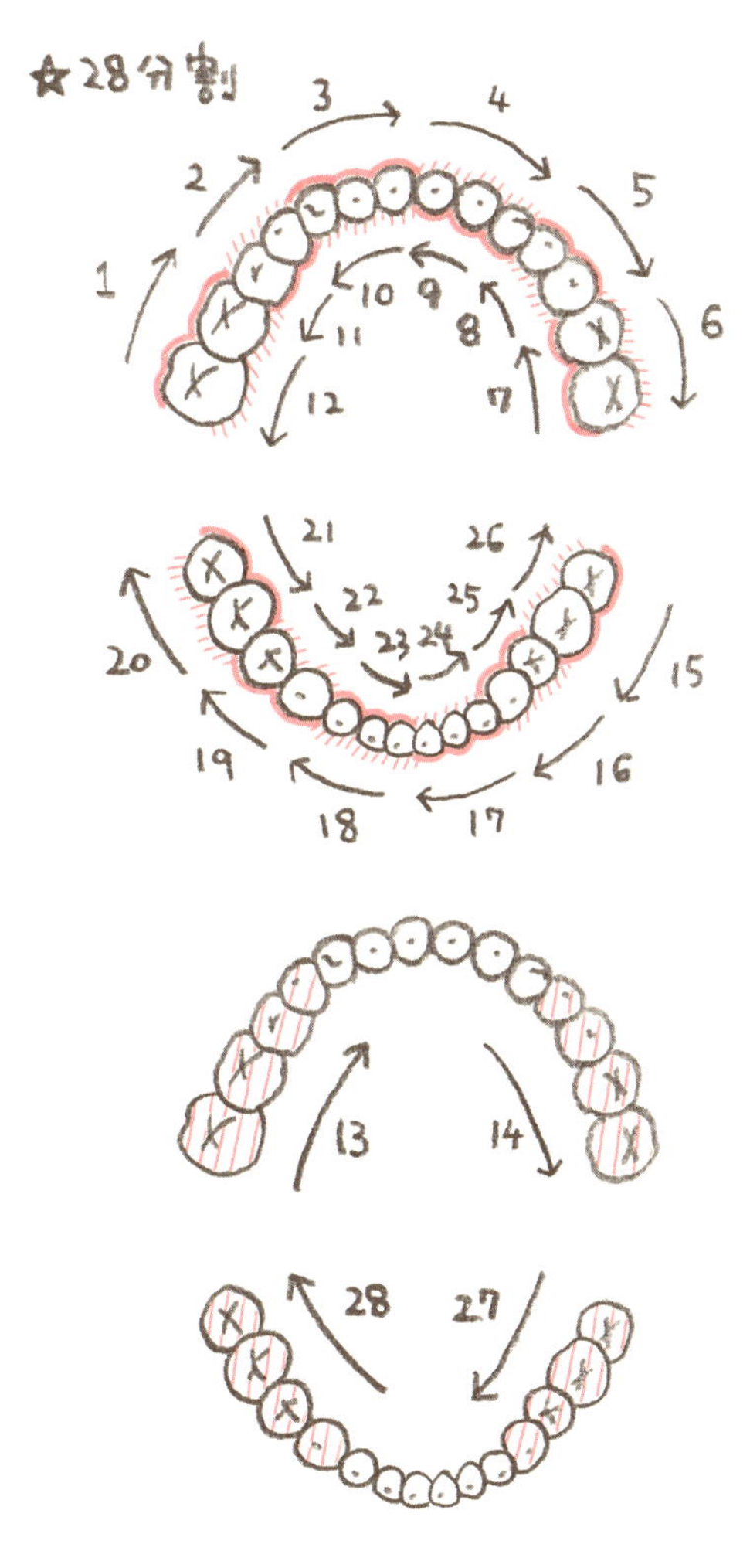

（28分割法のみがく順番）

同じように下の歯も14カ所をみがくと28か所すべてみがけたことになります。

年齢別、仕上げで特によくみがくべき場所はここ

この本を読む親御さんのお子さんは1歳から小学生まで、さまざまだと思います。実は**年齢ごとに「ここを特にみがくとむし歯予防に効果的」という部分**がありますので、紹介していきます。

1歳ごろ～2歳前後は上の前歯をていねいにみがく

下の前歯（特に裏側）は何もしなくても自然に唾液がたまります。ですから、極端な話、歯をあまりみがかなくてもむし歯にはなりません。

一方、上の歯は唾液が届きにくいので、自浄作用が働きにくく、むし歯に

なりやすいことがわかっています。1歳ごろには上下の前歯4本ずつが生えそろいます。この時期までは特に上の前歯の外側をしっかりみがいてあげてください。

2歳前後からは上の前歯の隣接面（歯と歯が隣り合う面）にむし歯ができやすいことがわかっていますので、この部分を特にていねいに、みがいていきましょう。

2歳後半〜3歳ごろは奥歯の溝（かみ合わせ面）をしっかりみがく

乳歯が生えそろう2歳後半から3歳ごろには離乳食が終わり、大人と同じ食事を食べることができるようになります。奥歯で食べ物をすり潰すようになるため、**奥歯の上下、かみ合わせる面の溝に食べカスが残り、**ここから、むし歯になりやすいことがわかっています。この部分を特にしっかりとみがいてあげましょう。

また、この時期は**歯みがきをしながら、口の中もよく観察**してあげてください。

乳歯が生えそろうまでの間は、口の中に異常が見つかることがけっこう多いものです。

例えば、上の前歯に歯ブラシが入りにくい場合、上唇小帯（上唇の裏側のすじ）が肥大していたり、位置が正しくなかったりという異常が見つかることがあります。

歯並びの問題が見つかることもあります。

例えば乳歯が不ぞろいで、デコボコと隣り合った歯が重なって出てきた場合、永久歯の歯並びも同じようになる可能性が大きいものです。受け口の傾向に気づくこともあります。

乳歯は上下で20本ですが、埋もれて出てこない歯をそのままにしておくと、永久歯が出にくくなることがあります。歯が出てこない場合、まれに腫瘍や遺伝性の病気ということもあり、すべての歯がきちんと生えてくるかをチェックしてほしいのです。

「ちょっとおかしいな」というときは歯医者さんに診てもらいましょう。歯並びの問題にもさまざまな対処法があり、早い時期にできる治療もあります。

この時期は寝かせみがきをするのが一般的ですが、その際は親御さんのお腹に子どもの頭がしっかりとつくようにして歯みがきをすると、みがきやすいですし、口の中もよく見えますよ。

4歳～5歳ごろは奥歯と奥歯の間をしっかりみがく

4歳から5歳ごろになると奥歯の隣接面がむし歯になりやすくなります。

4歳前後は「イヤイヤ期」と呼ばれる第一反抗期で仕上げみがきをなかなかさせてもらえないこと、生活習慣や食習慣が乱れやすいことも要因です。

さらに5歳前後になると、顎の中で6歳臼歯が作られます。6歳臼歯が動き始めると、乳歯の奥歯が全体に前の歯のほうに押されるため、歯と歯のすき間がなくなってきて、食べカスが残りやすくなるのです。

こうした部分を歯ブラシでしっかりみがくとともに、デンタルフロスを利用してきれいにしてあげましょう。

6歳ごろ〜8歳ごろは6歳臼歯の溝やすき間をしっかりみがく

6歳ごろになるといよいよ6歳臼歯が生えてきます。

永久歯では口の中の一番奥に生えてくる上下4本の臼歯で、6歳ごろに生えてくることから、こう呼ばれています。

この歯は永久歯のなかで最もむし歯になりやすい歯であることがわかっています。

なぜなら、この歯が乳歯の奥に生えてくるため、歯ブラシの毛先が届きにくいこと、生えはじめは歯肉がかぶさっており、本人も親御さんも生えてきたことに気づきにくく、歯が成長してきてからも、歯肉の一部が歯に被さるようにあるために、汚れがたまりやすいことが挙げられます。また、かみ合わせ面の溝が、ほかの永久歯に比べて深いのも特徴です。

歯は唾液によって丈夫になり、むし歯ができにくくなりますが、6歳臼歯は上下が生えそろうまでに時間がかかり、歯が生えはじめてからかみ合うまでが永久歯の中で最も長いのです。

このため、「噛むことで唾液が出る」という自浄作用が働きにくいことも、むし歯になりやすい原因です。ですから、この年齢では特に6歳臼歯をしっかりみがいてあげてほしいのです。

なお、**6歳臼歯をみがくポイントは上の歯と下の歯で少し違います。**

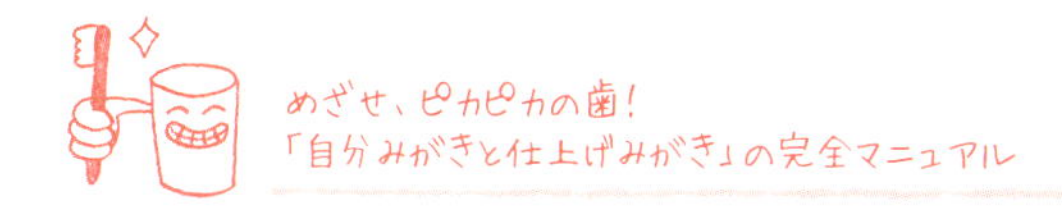

まず、上の6歳臼歯はかみ合う面の溝と内側の溝をしっかりみがいてあげましょう。下の6歳臼歯はかみ合う面の溝と外側の溝をみがきます。

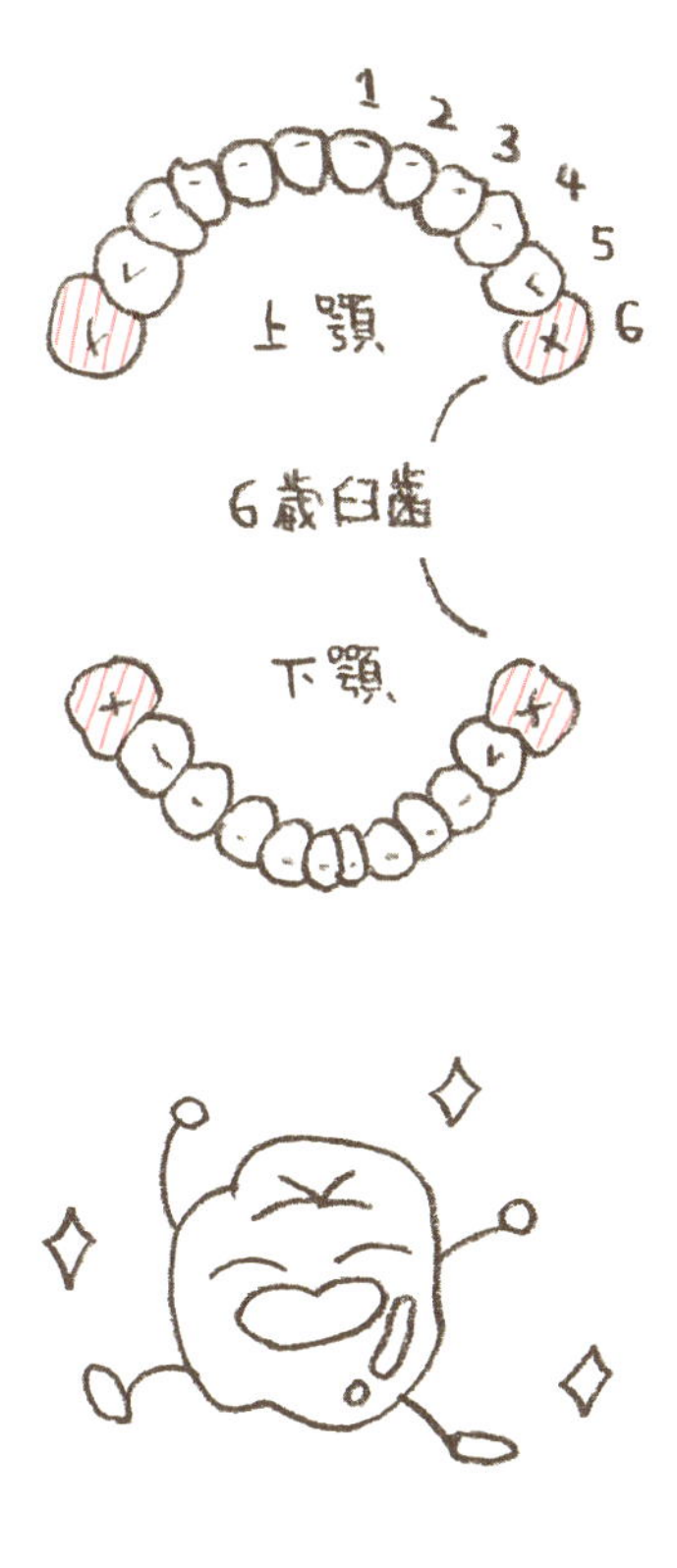

仕上げみがきを嫌がるのは当たり前

子どもが仕上げみがきを嫌がって困る……という悩みをどれだけたくさん聞いたことでしょう。

「うちの子だけができないんでしょうか？」

と悩まれる親御さんもおられます。実はそんなことはありません。**子どもは小さいうちはほぼ全員が歯みがきを嫌がるもの。**嫌がって当たり前と考えたほうが気楽ですよ。

では、なぜ子どもは歯みがきを嫌がるのでしょうか。

子どもの赤ちゃん時代を思い出してください。赤ちゃんはおっぱいやミルクだけの授乳期には、乳首以外のものを一切、受け付けてくれなかったでしょう。

何かほかのものを口に入れようとすれば、泣いて吐き出されてしまったはずです。もっとも、育児が大変で、そんなふうに冷静に観察できていた親御さんはあまりいないかもしれませんが……。

実はこれは、「舌突出反射（ぜっとっしゅつはんしゃ）」という赤ちゃんの本能的な反応なのです。

さらに口の中というのはからだの中で最も敏感な部分の一つで、授乳期を過ぎても口に何か入ってくると、子どもは抵抗感を覚えます。歯ブラシを嫌がるのはこのためです。

親の怒りは愚の骨頂

じゃあ、何もなすすべがないかというと、そんなことはありません。
実は、子どもを歯みがき好きにする方法があるのです。
それは歯が生えていないときから、歯みがきのまねごとをすること。

時期としては生後4～5か月ごろ、離乳食が始まって、舌突出反射がなくなってきたらいいタイミングです。最初は赤ちゃんをあやしながら顔や口のまわりを触ってあげます。少し慣れてきたらきれいな指で口の中をやさしく触ってみるのです。

歯が生えてきたら、子どもを仕上げみがきの状態で寝かせて、**話しかけてみたり、顔や口のまわりをやさしく触ったりします**。少し慣れてきたら、水で濡らしたガーゼや綿棒で歯を拭き、実際の歯みがきに慣れさせます。

赤ちゃんの時期を過ぎ、現在、イヤイヤ期まっただ中のお子さんには、ロールプレーとして子どもにお母さんやお父さんの歯をみがかせてあげるのもいい方法です。

「今度は〇〇ちゃんの番よ」

といってやってあげると、意外にうまくいくものです。

やってはいけないのは、仕上げみがき中に親御さんが怒った顔をすることです。

親が怖くなり、子どもはますます、歯みがき嫌いになってしまいます。

そうはいっても……。お母さんもお父さんも疲れているといつも笑顔というわけにはいかないでしょうが、そこはできる限り、頑張る、ということで乗り切りましょう。育児を含め大変な時期ですが、子どもはあっという間に成長します。イヤイヤ期も振り返ってみれば懐かしくなるもので、大きくなってなんでも自分でできるようになると親はさみしいものですよ。

最近はお仕事で子どもとゆっくり過ごす時間がない親御さんも多いことでしょう。お母さんやお父さんと仕上げみがきをすることは、子どもにとってうれしいことでもあり、心の安定につながります。**仕上げみがきは親子の貴重なスキンシップの時間と考え、「今の時期しかできない」仕上げみがきを楽しんでください。**

仕上げみがきは8歳で卒業式

仕上げみがきをいつまでやるのか、についての定説はありませんが、一般的には8歳ごろまでは必要といわれています。永久歯の場合、先にお話ししたとおり、6歳臼歯が生えはじめてからの2年間が最もむし歯になりやすい時期だからです。

また、幼い子どもの自分みがきは、見ているとよくわかりますが、ひじや肩がグラグラとよく動き、安定していません。これではみがく順番がちゃんとしていても、歯ブラシが適切な角度でなかなか当たらないのです。

これがじょじょに姿勢が安定するようになり、個人差はあるものの、8歳くらいになると、からだを動かすことなく、固定した状態でみがけるようになるのです。そうして歯ブラシがしっかり歯に当たるようになります。

このタイミングが仕上げみがきの卒業時期です。左記のチェックポイントで姿勢をチェックし、確認してみましょう。

姿勢がちゃんとできていたら、

「今日からは、もう、一人でもちゃんとみがけるね」とほめてあげてください。

ただし、仕上げみがきが終わった後も11歳ごろまでは口の中をチェックしてください。

11歳くらいまでは犬歯と6歳臼歯の間にある乳歯（第二乳臼歯）が、永久歯に生え変わります。これらの乳歯が抜けた後、6歳臼歯の隣接面が見えてくるのですが、ここにむし歯ができているのに気づくことがよくあるからです。

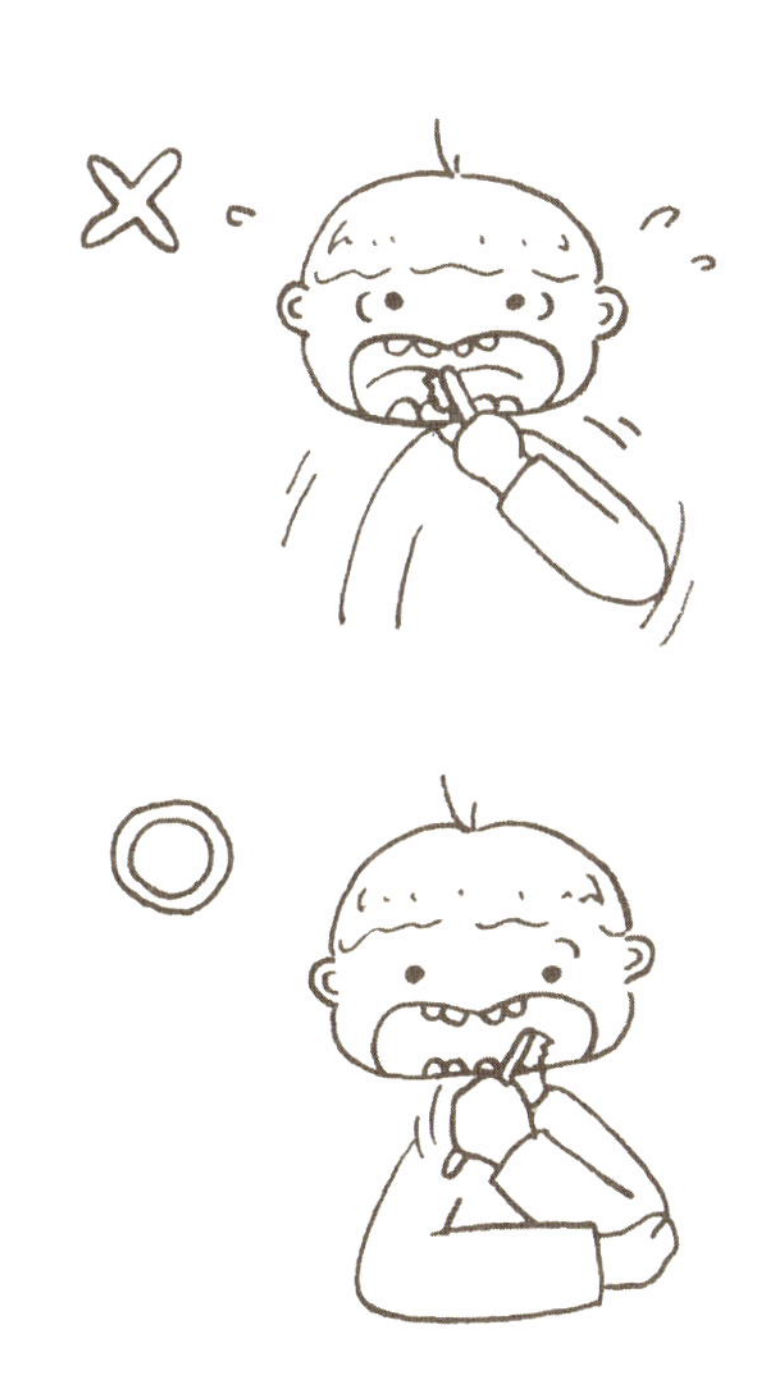

役立つ味方は「染め出し液」

きちんと歯みがきを身につけているお子さんでも、子どものことですから、ときどきは歯みがきをさぼってしまったり、いい加減なみがき方になってしまったりということは、よくあります。

そこで、親御さんにはときどきでいいので、**自分みがきがきちんとできているかをチェック**してほしいのです。その方法としておすすめするのは、**みがき残しのデンタルプラークを染め出す「染め出し液**（歯垢染色液）**」**です。

赤く残った部分はきちんとみがけていないところなので、お子さんにも「ここをみがかなければ」という意識が芽生えると思います。ただし、染め出し液で赤く残ったところが気になってしまい、そこばかりをみがくことになってしまわないように、アドバイスしてあげてください。

基本は、歯ブラシの当て方を守ること、みがく順番を守ることです。これらをきちんと守ることがデンタルプラーク除去のために最も大切なことです。これを無視してみがき残しのある部分だけをみがくようになってしまうと、本末転倒。再び新たなみがき残しを作ってしまいかねません。

この点は親御さんがぜひ、アドバイスをしてあげてください。

歯ブラシに100万個の細菌あり

歯をみがいた後のブラシの保管法を間違えると、汚れがたまり、かえってお子さんのむし歯を増やす危険性があります。毎日使う歯ブラシはお子さんや親御さんにとって、大事なパートナーです。ぜひ、保管の方法や交換時期にも気を配ってください。

歯ブラシは使うたびにむし歯菌をはじめとする細菌が付着して汚れるものです。**1回の歯みがきで100万個近くの細菌が歯ブラシに残っている**という報告もあります。保管状態が悪く、不潔な歯ブラシをそのまま繰り返し使用していると、むし歯や口臭などの原因になってしまいます。

このようなことを防ぐためには、まず、使用後の歯ブラシをよく洗うことが基本となります。しかし、これが当たり前のようでいて、実はできていない人が多いのです。

一番いいのは**水道を流しっぱなしにして洗う**方法です。歯科領域の研究で、「コップの中で洗った場合」「洗浄しなかった場合」に比べ、「水道を流しっぱなしにして洗った場合」では統計上、明らかに細菌数が少なかった、という結果が得られています。

また、強めの流水で、指を使って毛束の部分を洗った実験では、細菌の数がぐんと減ったという結果が得られています。

水がもったいないという気持ちは歯ブラシに関しては捨てていただき、しっかりと汚れを洗い流してください。

歯ブラシを洗った後の保管法で大事なのは「乾燥」です。細菌を繁殖させないために、濡れた部分をできるだけ早く乾燥させることをおすすめします。この点、豚毛など動物の毛を使った歯ブラシはあまりすすめられません。ブラシの毛が細いため乾燥に時間がかかり、汚れがつきやすいからです。

歯ブラシによってはキャップをして保管するタイプもありますが、乾燥までに時間がかかるのでおすすめできません。

まずは**タオルやペーパーでしっかりと水分を取り、コップに立てるなどして乾燥**させましょう。風通しがよく乾燥しやすい場所が理想です。半日くらい乾かして、次の歯みがきに使うのがベストです。

なお、同じコップなどに家族全員の歯ブラシを保管することはやめましょう。

細菌は濡れた歯ブラシの中ではまだ、生きています。

細菌に汚染された歯ブラシのヘッド（毛）の部分が触れ合うと、むし歯菌が移り、家族内でむし歯が移る危険があります。子どもにしっかり歯みがきをさせて、むし歯の数を限りなく減らせているのにもかかわらず、歯ブラシからむし歯が感染してしまっては、せっかくの努力も水の泡になってしまいます。

歯ブラシの骨董品に値打ちなし

歯ブラシはできるだけまめに交換しましょう。ヘッドの先がたるんできたり、切れかかってきたりしたら替え時です。このような状態になるとすき間に細菌が入り込んでしまい、**洗っても、洗っても細菌が落ちません。**

また、歯ブラシの毛先は通常、歯肉を傷つけないようにコーティングされています。本書に書いてあるとおりにみがいているのに歯ぐきに当たって痛い、という場合はヘッドが大きすぎる場合もありますが、古い歯ブラシを使っていることも多いです。

ブラシの毛先が割れるとコーティングがはがれてしまうからです。

毛の植え込み部分に歯みがき粉がたまっている場合も早く交換してください。歯みがき粉の成分の一つである保湿剤の影響で、一度歯みがき粉が残ったままだと乾きにくく、湿った状態が続きます。これもまた、細菌を繁殖させる要因となってしまいます。

デンタルフロスや歯間ブラシは使用期限がはっきり決められていませんが、何度も繰り返し使うのはNGです。できるだけこまめに交換し、新しいものを使うようにしましょう。

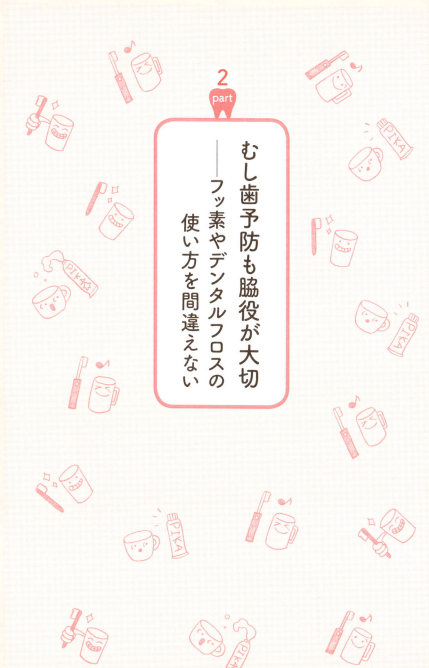

part 2

むし歯予防も脇役が大切

——フッ素やデンタルフロスの使い方を間違えない

脇役でスタートして主役もこなし人気のあった俳優・大杉漣さん。惜しくも2月に亡くなりましたが、その存在感は脇役でも圧倒的でした。

むし歯予防も脇役がとても大切です。それはフッ素やデンタルフロス。正しい使い方、ご存じですか？

これらも自己流では十分な効果が得られません。

歯ブラシの届かない歯と歯の間のすき間などは、歯ブラシだけでは１００％汚れを取り除くことは難しいからです。

フッ素やデンタルフロスはうまく利用してほしいもの。この章ではフッ素やデンタルフロスの正しい使い方を紹介します。

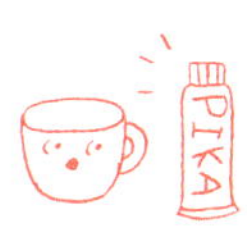

フッ素はコワくない

家庭でできるむし歯予防策として、歯みがきとともに一番効果的なのはフッ素（正確にはフッ化ナトリウム）を利用することです。

しかし、フッ素について、「毒性があるのではないか」「口の中に入れると危険なのではないか」と心配する親御さんの声はなかなかなくなりません。

これは**大きな誤解**です。

さまざまな研究で、からだに悪い影響のないフッ素の濃度も明らかになっていますし、**米国では水道水にフッ素が添加されている**くらいです。

現在、日本で販売されている子ども用のフッ素入り歯みがき粉や、歯科でおこなうフッ素を塗る予防治療など、その量、安全性とともに問題はありません。

フッ素を毎日、使っているとむし歯の予防効果が確実に得られます。どんどん利用してほしいと思います。

フッ素の入った製品にはジェルや歯みがき粉などがあります。

お子さんが小さいうちはフッ素入りのジェルを、うがいができるようになる4歳くらいからは、フッ素入りの歯みがき粉がすすめられます。

なぜフッ素でむし歯予防ができるのかを説明しましょう。

フッ素は地中や海中にも含まれている自然環境に存在する物質です。適量のフッ素を含んだ水を飲料水にしていた人々にむし歯が少なかったことから、注目されるようになりました。エナメル質にくっついて歯を強化し、溶けた歯の再石灰化をうながし、むし歯を予防してくれるのです。

フッ素使えば初期のむし歯を削らず治療

このフッ素、最近ではむし歯の治療にも大いに利用されています。**初期のむし歯なら、削ることなくフッ素で進行が止められることもあるか**らです。

初期のむし歯は歯の表面のエナメル質に穴があいてしまったわけではなく、内側からミネラルが溶け出している状態です（表層下脱灰と呼ばれています）。

むし歯が進行してくると歯の中にむし歯菌が入り込み、歯みがきをしても取り除くことが難しくなります。

しかし、初期のむし歯はむし歯菌がまだ歯の内部に侵入していない状態なので、フッ素が溶けた部分に入り込むことができ、**再石灰化が促進されて、溶けた部分が修復**されるのです。

これを「再石灰化療法」といいます。再石灰化療法は厚生労働省でもすすめているものなので、現在は多くの歯医者さんでおこなわれています。

フッ素によって再石灰化した歯は脱灰する前とは異なり、酸に対する抵抗性が格段に向上しています。歯の表面が強くなり、それまでの歯よりもむし歯になりにくくなっているのです。

うがいできなくてもフッ素入りジェルがある

歯みがき粉はうがいができないと基本的にはすすめられません。 うがいができないと歯みがき粉を飲み込んでしまうからです。歯みがき粉には安全の基準内ではありますが、研磨剤や発泡剤などが入っています。

もちろん、これがただちにからだに危険をおよぼすわけではなく、心配のないものですが、小さいお子さんにはすすめられていません。

しかし、うがいができない小さいお子さんでも「フッ素入りのジェルやムース」は使えます。

使い方は慣れれば簡単です。

まず、お子さんの歯をからみがき（何もつけずに歯みがきをする）してあげます。

次に歯ブラシに少量のジェルやムースをつけ、歯面にまんべんなく塗ります。

その後、唾液を吐きださせます。

30分間は食べたり、飲んだり、うがいをしたりするのを我慢してもらいます。この間にフッ素が歯に定着し、歯が強くなっていくのです。


なお、歯医者さんでおこなわれているフッ素の塗布も、基本的にこれと同じ方法です。

違うのはフッ素の濃度で、予防治療の一環なので、フッ素の濃度がもう少し高いのです。

歯医者さんでのフッ素塗布は1歳から実施されています。自治体の補助で無料になっているところもありますので、こちらも上手に利用するといいですね。

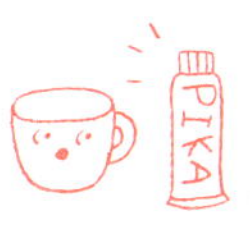

配合量に注意したい、フッ素入り歯みがき粉

うがいができるようになったらフッ素入りの歯みがき粉が使えます。

子ども用のフッ素入り歯みがき粉であれば、どれを使ってもかまいませんが、**年齢に合った配合量**のものがよりいいでしょう。

また、フッ素を歯にしっかりと定着させるためには、うがいのしすぎはよくありません。実はさまざまな研究で、フッ素を定着させるための効果的なうがい回数というものが年齢ごとに出ています。表に示しますので参考にしてほしいと思います。

また、フッ素入りジェルと同じように、歯みがきの後はすぐに飲食をしないほうが望ましいことも付け加えておきます。

一つだけ注意したいのは、**小さいお子さんには大人用のフッ素入り薬用歯みがき粉で使ってはダメ**なものがあるということです。

実は2017年にフッ素濃度の基準の上限が上がり、大人用では1500ppm（ピーピーエム＝濃度を表す単位。高いほどその成分の濃度が高い）入りの歯みがき粉、いわゆる「高濃度のフッ素入り歯みがき粉」が次々と商品化されました。

このタイプの歯みがき粉は**6歳未満の子どもには控えるようにという注意事項**が記載されています。（繰り返しますが、子ども用であればフッ素はからだへの毒性などの心配はまったくありません）

フッ素入り歯みがき粉の使い方

①ブラシには年齢に応じた歯みがき粉をつける（表1）。
②みがく前にブラシにつけた歯みがき粉を歯の表面全体に広げる。
③2～3分間、泡立ちを保つような歯みがきをする。
④歯みがき粉を吐きだす。
⑤5～15㎖の水を口に含む。
⑥5秒間程度ブクブクうがいをする（うがいは1回のみ）。
⑦吐きだした後は再度のうがいはしない。
⑧歯みがき後、できれば1～2時間程度は飲食をしないこと。

＊ブラッシング回数は、1日2～3回が望ましい

表1 フッ化物配合歯みがき剤の効果的な使用法

年齢	使用量	歯みがき剤のフッ素濃度	洗口その他の注意事項
6か月～2歳	切った爪程度の少量	500ppm	仕上げみがき時に保護者がおこなう
3～5歳	5mm以下	500～1000ppm	就寝前が効果的 歯みがき後1回のみうがい
6～14歳	1cm程度	1500ppm以下	就寝前が効果的 歯みがき後1回のみうがい
15歳以上	2cm程度	1500ppm以下	就寝前が効果的 歯みがき後1回のみうがい

データ：文献5より作成

不十分な歯みがきを補ってくれるフッ素入りのうがい剤

仕事で疲れて仕上げみがきができない、最近、おろそかになってしまっている……。そんなときの強い味方がフッ素入りのうがい剤です。

一定濃度のフッ素が入った水溶液（フッ化ナトリウム溶液）でうがいをする方法で、専門的には「フッ化物洗口（せんこう）」と呼ばれています。

このフッ化物洗口はなにより、簡便なのがメリット。**口に含んだら、ブクブクうがいで約30秒から1分間、薬液が十分に歯にいきわたるようにし（このとき吐き出さないように注意します）、吐きだすだけです。**

最近は保育園や幼稚園で昼食後にこのフッ化物洗口を取り入れる施設もけ

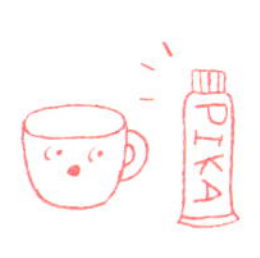

っこうあるようです。

フッ化物洗口については、フッ素入りジェルや歯みがき粉などと同じく、むし歯予防の効果が確認されています。定期的に使うことで歯の質が強化され、バイオフィルムが抑えられることがわかっています。

家では寝る前や歯みがきの後におこなうといいでしょう。フッ素入りの歯みがき粉との併用はまったく問題がありません。一緒に使うことはむしろ、効果的でしょう。

歯みがき粉と同じように、うがいができるようになったら、使用できます。そして、15歳くらいまで使い続けると、将来的にむし歯の数が抑えられることがわかっています。

中学生くらいになると反抗期に入り、親のいうことを聞かなくなります。子どもの生活習慣が乱れやすくなり、試験勉強をしながらジュースやお菓子を食べるなどの機会が増え、歯みがきもおこたりがちです。そのため、この時期はむし歯ができやすくなる時期でもあるのです。

このようなときもフッ化物洗口をきちんとしていれば、むし歯の発症をまぬがれることができる可能性が高いのです。子どもが一人で使えるよう、さりげなく、洗面所においてあげてください。

ブクブクうがいは歯並びやかみ合わせにいい!?

「やわらかい食べ物が増えたために子どものあごが小さくなっている」「食

べ物をよく噛まない子どもが増えたのが、歯並びの悪い子が増えている原因」

こんな話を聞いたことはありませんか？

戦後、食生活が大きく変わり、噛みごたえの少ない食べ物が私たちの生活に普及しているのは間違いありません。また、学術的にはこれらとの因果関係は証明されていませんが、歯並びやかみ合わせに問題のあるお子さんが増えているのは事実です。

歯並びやかみ合わせを悪くさせない方法の一つとして、注目されているのがブクブクうがいです。

ブクブクうがいを習慣にすることで、口のまわりの筋肉の発育がよくなるという点がポイントです。筋肉が弱いと唇が歯を押さえきれなくなって前歯が出てしまうなど、歯並びやかみ合わせに影響することもあります。
フッ化物洗口ではこのブクブクうがいが上手にできるようになるので、筋肉が鍛えられるのです。

ブクブクうがいの練習法をまとめてみました。
4歳に近づいたら少しずつやらせてみてください。

ステップ1（空気うがい）

①両頬を空気で5秒間膨らませる。
②片側の頬だけを5秒間膨らませる。
③反対側の頬を5秒間膨らませる。これを交互に二回くらいおこなう。
ポイントは膨らんでいないほうの頬を手で押さえ、空気の移動を感じながらやらせるといい。
④最後に頬にためた空気を吐きだす。そのとき、舌を出すように吐きだすこと。

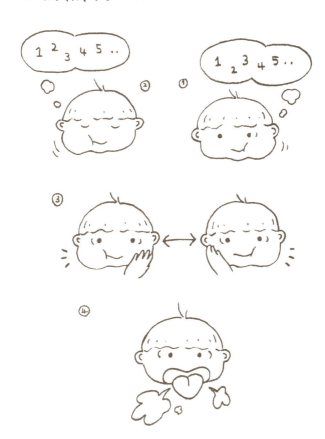

★ ぶくぶくうがい

ステップ2

①ステップ1と同じ動作を、実際に水を含んだ状態で片側の頬5秒間ずつでおこない、最後に水を吐き出す。慣れてきたら10秒間ずつおこない、最後に吐きだす。こうしているうちにブクブクうがいができるようになる。

＊最終的にはフッ化物洗口時間である約30秒間うがいができることを目標にしましょう。

子どもにも必須のデンタルフロス

子どもにはデンタルフロスを使ってはいけない、と思っていませんか？　それは大きな間違いです。

歯みがきに歯間ブラシやデンタルフロスをプラスすると、デンタルプラークの除去率が高くなります。**歯みがきによるデンタルプラークの除去率は58％ですが、これにデンタルフロスを加えると86％まで除去できる**という報告があります。ぜひ、積極的に使ってください。

では、歯間ブラシとデンタルフロスではどちらがいいのでしょうか。

実は歯間ブラシは子どもには向きません。

これは根元の汚れを取り除くための補助用具であり、歯の根元にものがつまりやすくなった年代に向く商品です。むし歯や歯周病の予防にとても有効です。あるいは、大人になって歯周病が進行していたりして歯のすき間が大きい人や、ブリッジで人工歯と自分の歯が隣り合っている場合などにも向いています。

一方、デンタルフロスは糸で汚れを取り除く用具です。子どもは歯と歯のすき間がきついことが多いので、**お子さんにはデンタルフロスが向いている**といえます。

デンタルフロスもまた、歯ブラシと同じように、最初は抵抗を感じて嫌がるものなので、早めに使ってもらって慣れさせたほうがいいでしょう。年齢では4～5歳ごろから使うことをおすすめしています。

この時期は乳歯が次々と生え、隣り合う歯がくっついてくるので、歯と歯の間がむし歯になりやすくなります。

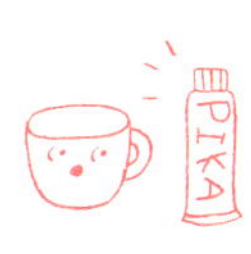

6歳臼歯が生えはじめると、乳歯の奥歯はさらに隣り合う歯のすき間が狭くなり、ここに汚れがたまりやすくなるため、デンタルフロスを使うケアは必須といえるでしょう。

嫌がる場合は、**親御さんが自分の歯でまず、デンタルフロスを使っているところをお子さんに見せてあげてください。**それを見て子どもも使ってみたいと思うようになります。

デンタルフロスを巻く指は決まっている

デンタルフロスも、正しい使い方を身につけてもらいたいと思います。

まず基礎的なこととして、「**ロールタイプ**」と「**ホルダータイプ**」の2種類があります。ロールタイプは必要な長さにフロスを切り取り、指に巻きつけて使うもの。

ホルダータイプはホルダー（支えるための持ち手）にフロスが取り付けられているタイプです。

ロールタイプは中指で巻きつけます。ホルダータイプと違い、慣れるまで少し時間がかかりますが、きちんと使えばどちらも同じように汚れがよく取れます。一番むし歯ができやすい奥歯からスタートすると、より効率的です。

——フッ素やデンタルフロスの使い方を間違えない

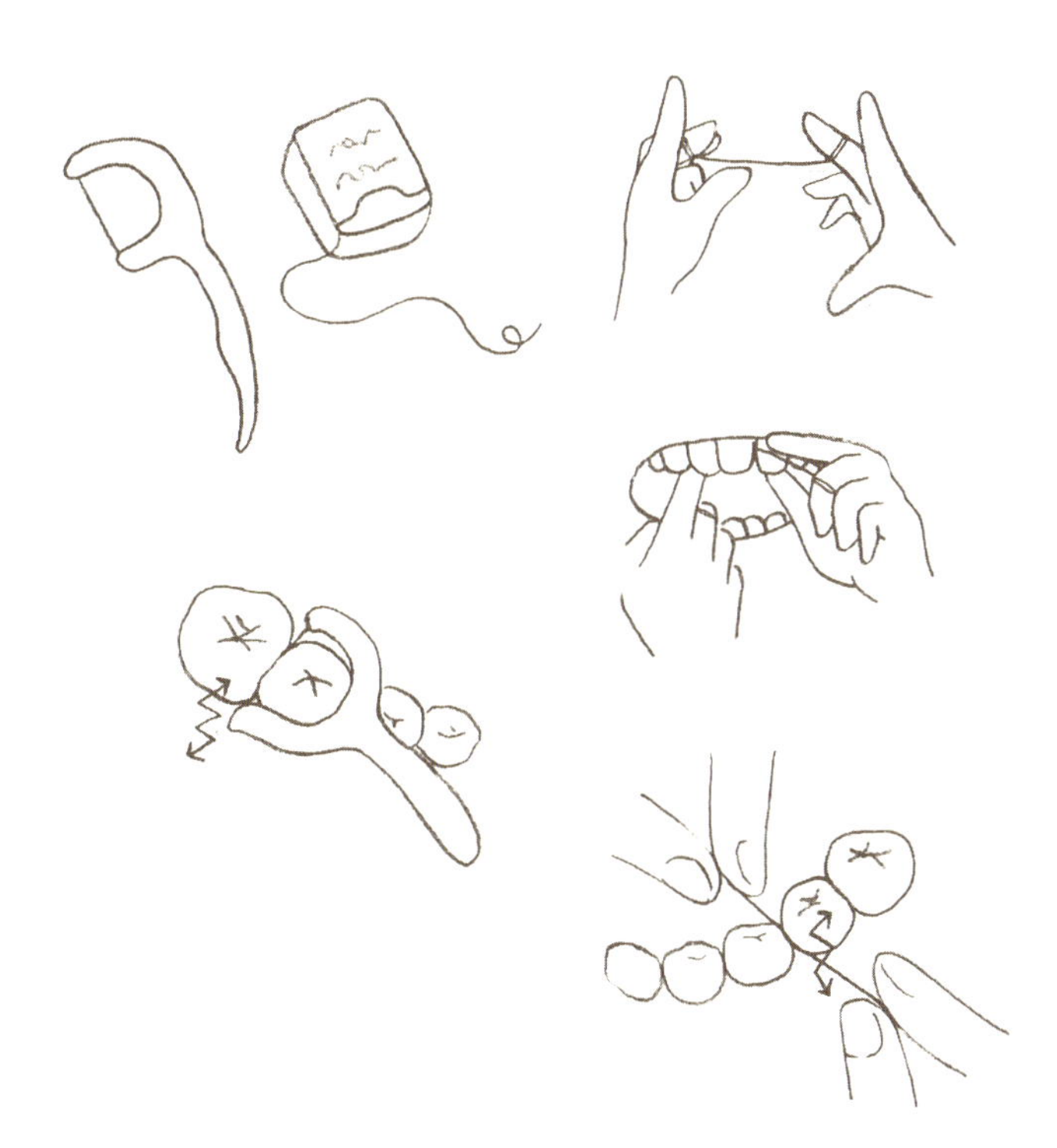

★ デンタルフロス

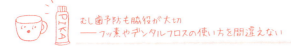

完全主義でイライラしない。予防は歯医者に頼ればいい

フッ素もデンタルフロスも何もかもやるのは大変！とパニックにおちいってしまいそうな人は、歯医者さんでのむし歯予防治療も検討しましょう。

歯医者さんでは先ほど紹介したフッ素塗布のほか、実は歯の溝のむし歯をできにくくする**「シーラント」という治療が**あるのです。

奥歯の溝など、むし歯のできやすいデコボコの部分に、歯科用プラスチックの材料を埋め込んで封鎖します。歯の表面を酸で一時的に溶かし、その部分にペースト状の樹脂を詰めるだけなので、簡単で痛みなどもありません。**嫌がらずに受けてくれるお子さんがほとんど**です。

シーラントの効果は永久歯のほうが高いのですが、歯並びが悪く、歯ブラ

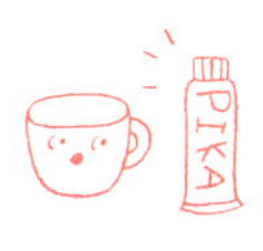

シが届きにくい場合など、乳歯の段階から使ったほうがいいお子さんも少なくありません。どの時期におこなうかは歯医者さんと相談のうえで、決めてください。

シーラントも年々進化しています。**現在では、材料として歯科用プラスチックにフッ素が入ったものが主流。**ごく小さな溝を埋めるだけでなく、**フッ素によって、周囲の歯質も強化**されるようになっています。

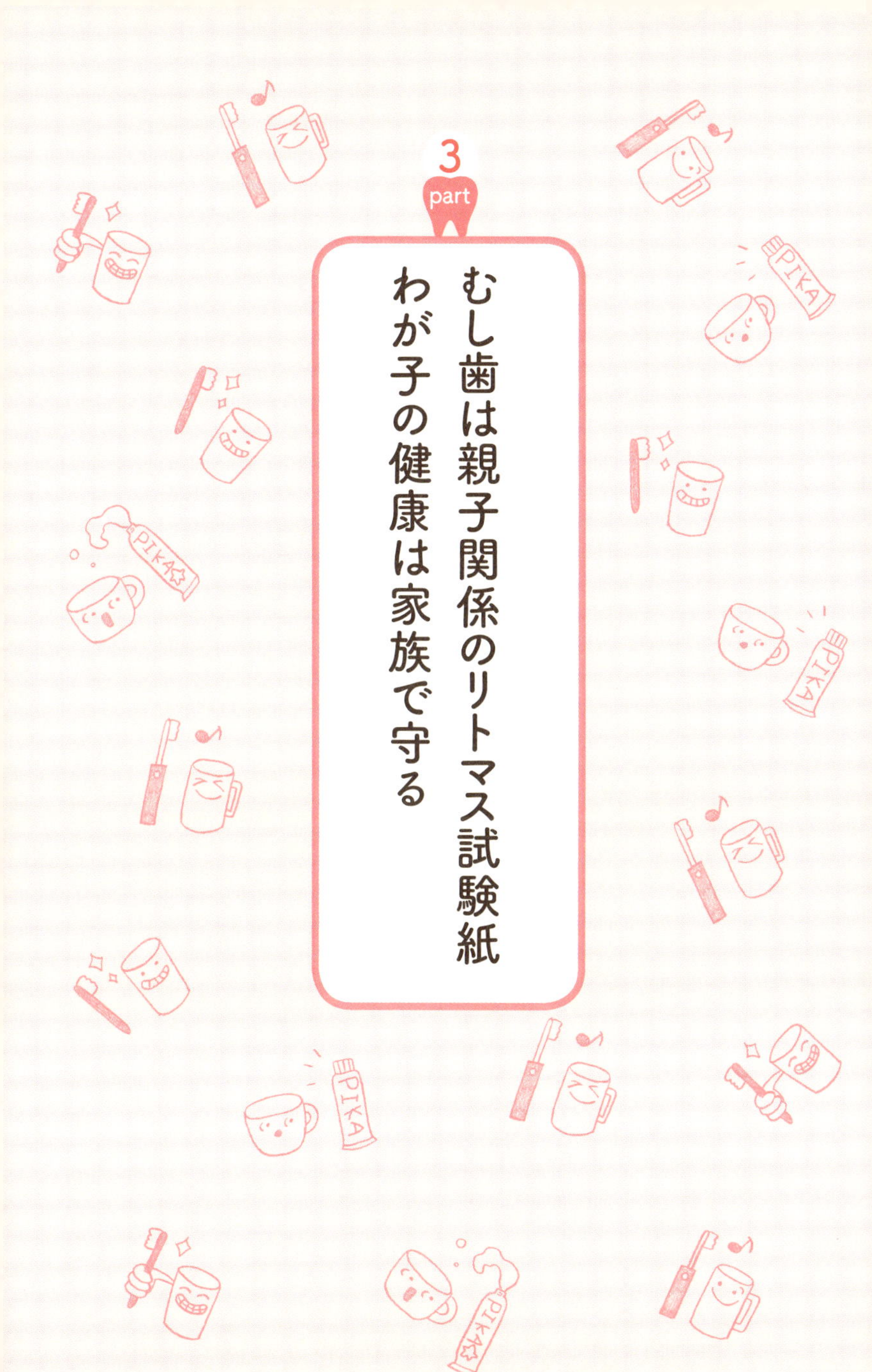

part 3

むし歯は親子関係のリトマス試験紙 わが子の健康は家族で守る

歯をみがく時間帯やおやつのあげ方一つで、むし歯のなりやすさは大きく変わってきます。むし歯は生活習慣とも密接に関係しているのです。歯みがきやフッ化物洗口、デンタルフロスなどを上手に使うとともに、むし歯になりにくい生活習慣を知っておくことも大事です。また、あまり知られていない子どもの歯周病や口呼吸を防ぐ方法なども解説します。

「食後30分歯みがきをしない」は大人の話

「食後すぐに歯みがきをしてはいけない」

と思っていませんか？　これは大人の話で、子どもには当てはまりません。

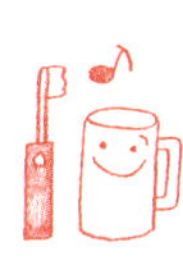

この話題のもととなったのは、2012年、「食後すぐに歯をみがくと、あたかも歯が溶けてしまう」というような報道が新聞やテレビで伝えられたことがきっかけでした。その後、「食後30分は歯みがきを控えたほうがいい」という説が一気に広まったのです。

しかし、**これは大きな間違い**です。

「**食べたらできるだけ早く歯みがきをする**」

これが、むし歯予防の基本です。

なぜなら食べ物を口に入れた後、糖とむし歯の酸によって口の中が酸性に傾くまで、わずか10分という速さだからです。そこからはじょじょに歯が溶け出す「脱灰」が始まります。つまり、脱灰の前に口の中をきれいにしておくことがむし歯菌の活動を遠ざけるのです。

では、なぜ間違った情報が流布してしまったのでしょうか。小児歯科医などの専門家が検証したところ、「食後30分は歯みがきを控えたほうがいい」という話のもとになった実験は、実は**むし歯ではなく「酸蝕症」に対してのものだった**のです。

酸蝕症を初めて聞いた人も多いと思いますが、これはむし歯とはまったく異なる病気です。

大きな違いは、酸蝕症がむし歯菌とはまったく関係なく発症するという点です。

酸蝕症は、酸が蝕む、と書かれているように、口に入ってきた酸や体内の胃液などの酸によって、歯が溶けるものです。

その主な原因となるのが、炭酸飲料や果汁入り飲料、イオン飲料など。

テレビでは酸性の飲み物である炭酸飲料に試験片の象牙質(ぞうげしつ)を浸けて、その後、歯みがきの開始時間を違えて、酸がどのくらいの速さで浸透するかを調べていました。

確かにその実験ではすぐに歯みがきをしたほうが、酸の浸透は速かったのです。

日本小児歯科学会では、この実験について、実際の口の中では酸性飲料を飲んだとしてもエナメル質への酸の浸透は象牙質より少ないこと（歯は外側からエナメル質、象牙質となっています）、炭酸飲料など酸性の飲料を飲んでも、唾液が酸を中和するため、しょっちゅうこうした飲み物を摂取しているのでない限り、酸蝕症は起こりにくい、という内容のコメントをしています。

もちろん、子どもにも酸蝕症は増えているので、飲み物には注意をはらっていただきたいのですが、**子どもの歯と大人の歯は違います。**

大人の場合は年をとるにつれ、エナメル質の表面に細かい亀裂が入っていくので歯がもろくなり、そのために酸の浸透するスピードが速いので、酸蝕症については、「食後30分は歯ブラシをしない」ということが全面的に否定されるものではない、ということなのです。

一番大事な寝る前の歯みがき

1日2～3回、毎食後におこなうようにすすめられている歯みがきですが、**一番大事なのは寝る前**です。きちんとできない日はまずは「夜だけでもしっかりやる」と覚えておきましょう。

寝ている間は唾液の分泌量が減り、口の中の自浄作用が働きにくいため、みがき残しがあると一気に口の中のむし歯菌が増える危険があります。朝起きたときに、口の中がネバネバするのがその証拠です。言い方を変えれば、毎朝、このような口になっている場合は歯みがきに問題あり、ということになります。

一方で、眠っている間は食べたり飲んだりしないことなどから、口の中のpH（ペーハー）の状態も安定し、極度に酸性に傾いたり、アルカリ性に傾いたりということがありません。歯が再石灰化によって修復されるまでの時間は脱灰までの時間の約3倍を要するといわれており、この時間にフッ素で再石灰化をうながすことでとても効果的なむし歯予防になるのです。

フッ素は口の中での濃度が安定しているほうが、より効率的に歯に取り込むことができます。就寝前にはフッ素入りジェルや歯みがき粉でしっかりとケアをし、定期的にフッ化物洗口をおこなうのが理想です。

歯みがきは子育て。気持ちに寄り添う

子どもが歯みがき（特に仕上げみがき）を嫌がる場合は、みがく回数やみがく時間にとらわれなくてもいいでしょう。

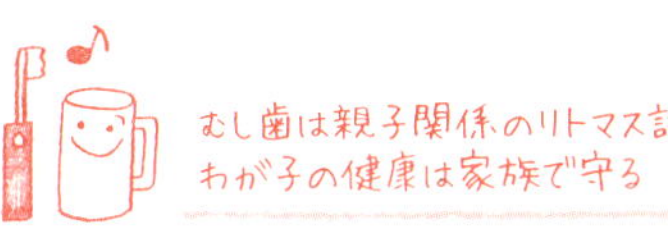

矛盾するようですが、理由ははっきりしています。**親御さんが鬼の形相で子どもを押さえつけて仕上げみがきをすることはよくない**からです。

そのようなことをしなければならない状況であれば、1日1回みがくということでまずはOK。寝る前にこだわらず、お子さんの**機嫌のいいときに歯みがき**をしてあげましょう。

ブクブクうがいができればフッ化物洗口でうがいをさせ、歯みがきができない分をフォローするといいでしょう。また、まったく歯みがきを受け入れてくれない場合は無理をせず、子どもの気持ちに寄り添うことも有りだと思います。つまり、みがけない日があってもいいということですね。

こういう場合は食後にお水やお茶を飲ませるだけでも違います。歯みがきほどの効果は得られませんが、口の中の汚れが取り除かれ、むし歯はできにくくなります。

ただし、歯みがきができなかった日は、**「この次は歯みがき、頑張ろうね」**とお子さんに言葉をかけてください。

これは、「嫌がれば歯みがきをしなくてもいい」というマイナスの習慣がつかないためにも大事なポイントです。

〝お菓子はむし歯になる〟は間違いです

「むし歯になるから甘いものは与えないようにしています」という親御さん

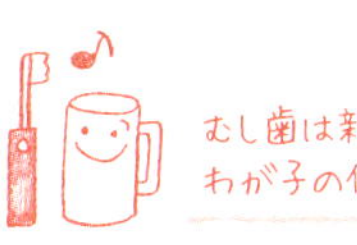

がけっこういらっしゃいます。

むし歯が見つかったら、なおさらのことでしょう。

しかし、**お菓子を無理に禁止することはありません。**与え方を工夫すればむし歯の危険は少ないからです。

ただし、ポイントがあります。それはお子さんが食べたいときに与えるのではなく、1日1回、午後3時に限定、というように、**決まった時間にあげること**。

この方法ならむし歯になりにくくなることが、きちんと証明されています。

口の中は食後、糖とむし歯菌の影響で酸性になり、歯が溶けだす脱灰が起こりますが、その後、唾液の分泌によって中性に戻ると再石灰化が起こって元に戻ります。決まった時間におやつを与えている場合は、きちんと再石灰化がうながされるのです。

これに対して、しょっちゅう食べ物が口の中に入っている状態、いわゆる「だらだら食い」をしていると、唾液とデンタルプラークが中性に戻る間もなく、次の食べ物が口に入るために再石化が追いつきません。その結果、むし歯のリスクが高くなってしまうのです。

最近では、むし歯は細菌による感染症というとらえ方ではなく、生活習慣が関連するという考え方が広く浸透してきています。**正しい歯みがきとともに規則正しい食生活があって初めてむし歯が予防できる**ことがわかっています。

偏食をなくし、なんでも食べられるようになることを大事にしながら、おやつもまた、上手に与え、楽しませてあげてください。

★ バイオフィルム

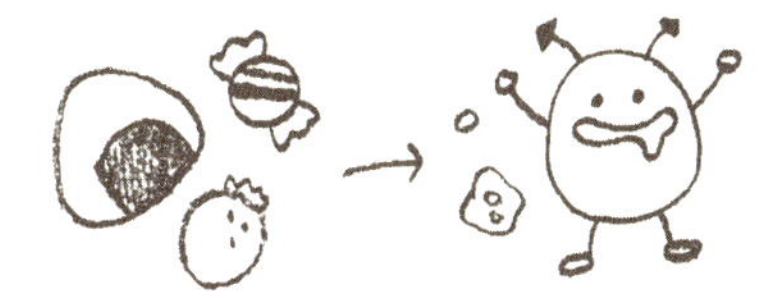

食べカスがデンタルプラーク（歯垢）に

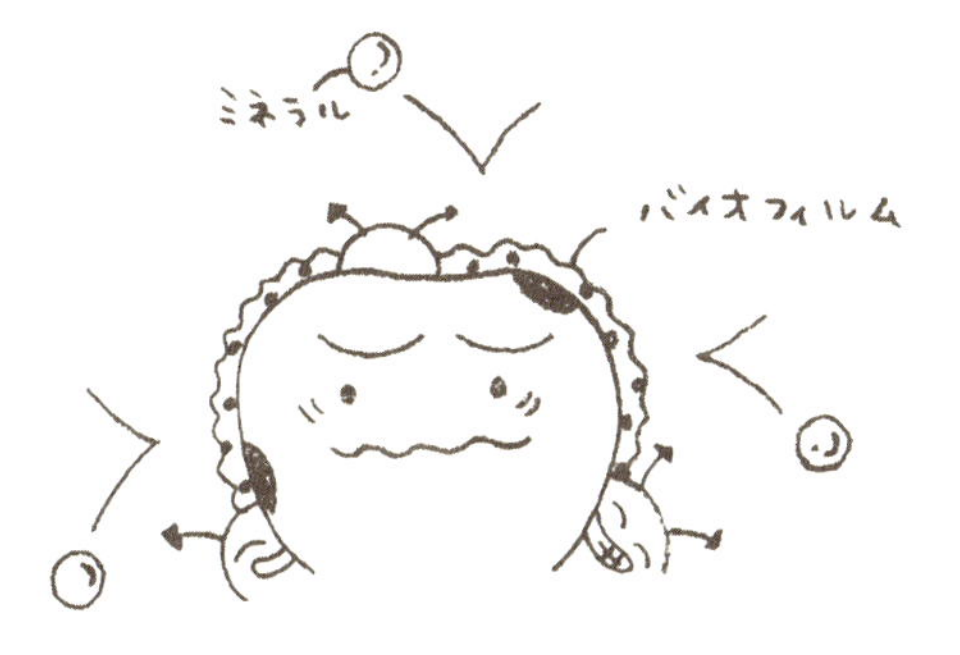

再石灰化

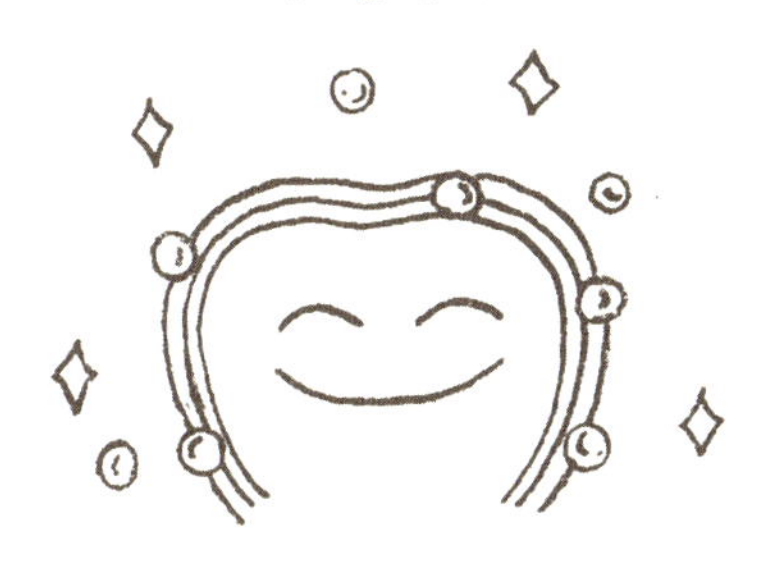

4人に1人——こんなに多い歯周病予備軍

歯周病の子どもがけっこう多いことを知っていますか？

2016年の厚生労働省「歯科疾患実態調査」によれば、歯周病の前の段階である歯肉炎の症状は10〜14歳で24・6％と約4人に1人にみられると報告されています。それなりの人数のお子さんが歯周病予備軍ということになります。

日本ではかつて、ほかの国と比べるとむし歯を持っている子どもの数が多かったこともあり、国の歯科保健対策はいかにむし歯を少なくするかということに重点が置かれていました。

そのため、子どもの歯周病予防について呼びかける活動が遅れているのです。ちなみに歯肉炎を知っているかどうかを調べたところ、小学校低学年では70％もの子どもがむし歯を知っていると回答している一方で、歯肉炎は24・8％にとどまっています。

しかし、**歯周病は怖い病気**であることをぜひ知っておいた方がいいでしょう。

歯は1本1本が歯肉（歯ぐき）、歯根膜、セメント質、歯槽骨からなる「歯周組織」の上に生えています。

上下の歯でしっかり噛めるのは土台となる歯周組織が健康だからです。

歯周病菌によってこの歯周組織が炎症を起こし、破壊されるのが歯周病です。むし歯のように歯そのものを溶かすのではなく、歯の土台自体を破壊するので、歯が失われる大きな原因となるのです。

歯周病もまた、歯みがきが十分にできていないことで起こります。実はデンタルプラークの中にはむし歯菌だけではなく、歯周病菌もすみついてしまうからです。

歯周病菌は酸素が少なく、じめじめした場所が大好きです。

歯と歯ぐきの間の歯肉溝というところにデンタルプラークが付着すると、そこから歯周病菌が侵入しようとして歯肉が赤く腫(は)れて盛り上がります。これが歯肉炎です。

歯肉炎ができても適切な歯みがきをして、デンタルプラークをしっかり取り除き、さらにデンタルフロスを使ってケアをすると治ります。

しかし、デンタルプラークが除去できないと歯周病菌が歯ぐきの中から歯槽骨のほうに入り、歯周組織を破壊するのです。

幸い子どもの場合は歯周病まで進行するケースは少ないのですが、歯肉炎ができるということは歯みがきの仕方に問題があり、そのままにしておくと

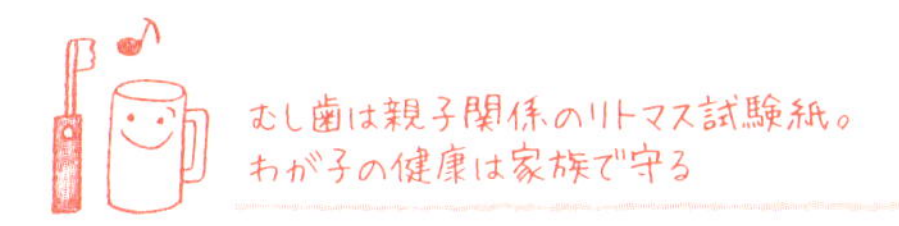

☆ 歯周病

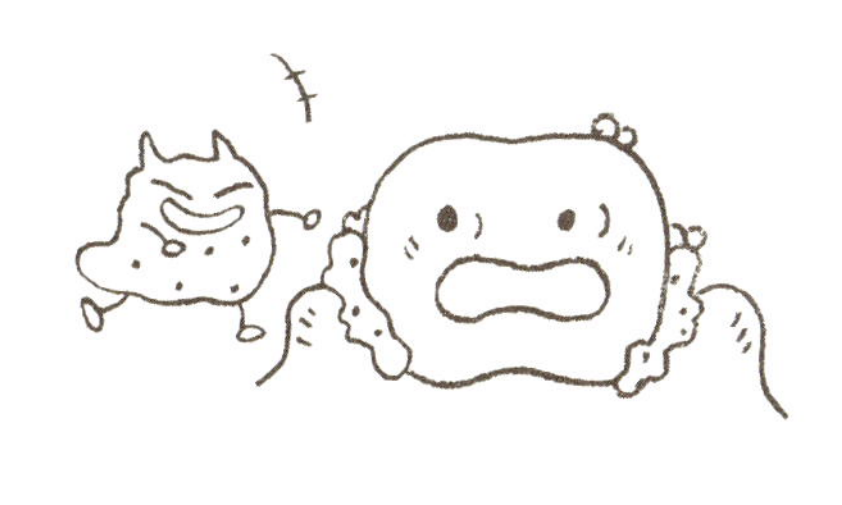

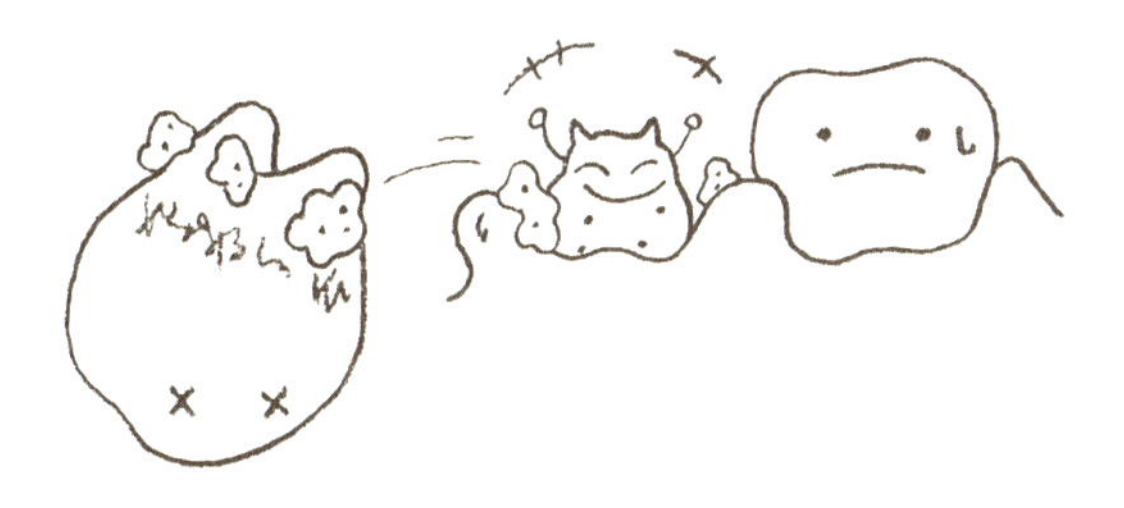

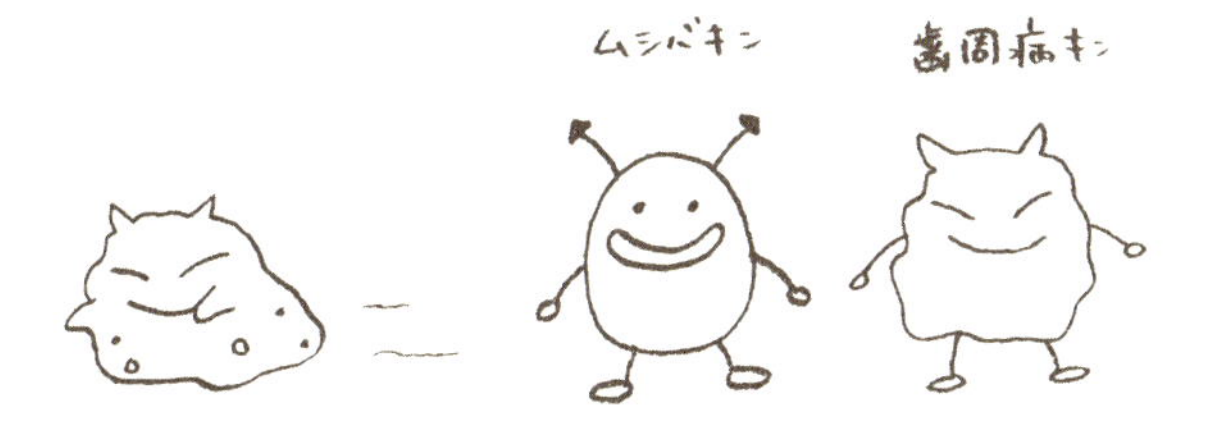

将来的にはむし歯だけでなく、歯周病になりやすいことが確実です。

歯肉炎は急激には進行しませんが、**放置しておくと30〜40代で歯周病へと進行し、若いうちに歯を失う可能性**もあるのです。

歯周病は歯を失うことにとどまりません。歯周病菌は全身に悪さをすることがわかっています。具体的には**心筋梗塞や脳梗塞の引き金になることが明らかです**。女性では、早産や生まれた子が低体重児になる原因になります。

そのため、歯みがきはむし歯予防のためだけにおこなうものではなく、歯肉の健康を守るためのものでもあることを理解し、この点を子どもにも話しながら歯みがきをしてほしいと思います。

スマホで見える化、歯肉の健康

初期の歯肉炎は歯みがきで元に戻ります。

しっかり歯みがきをしていると歯ぐきの色や形がよくなってくるのが、親御さんにもお子さんの目にもよくわかるはずです。

この変化を記録することが、お子さんの歯みがきに対する意識を高めるきっかけとなります。

具体的な方法としては、子どもに自分の歯や歯ぐきの状態を描かせます。歯を鏡で見ながら画用紙に歯並びを描き、どの歯の歯肉が腫れているのか記録していきます。しっかり歯みがきをして1週間後に、同じように歯肉の状態を描いてもらうと差が歴然とわかるので、その違いを比べ、「治ったね」ということができます。

また、スマートフォンを使って記録する方法もあります。**「イーッ」の形で歯肉がよくわかる写真を撮り、再度、写真を撮って、比較**します。

お子さんが成長したときに画像を見せてあげるといいですね。

このように、歯の健康に対する意識を高めるためには、親子で一緒に行動することが大切なのではないかと私は考えています。

小さいころにこうした知識とともに歯みがきの習慣をつけると、歯や歯ぐきの大切さ、歯みがきを何のためにおこなうのか、といったことを子どもはしっかり身につけます。その結果、**大人になってからも口の中の健康に気を配る**ようになります。

これは専門的には「口腔健康行動」といいます。

9~10歳までに口腔健康行動で歯を守るための知識を身につけた子どもたちは、そうでない子どもたちに比べ、10年後に歯肉炎や歯周病の発症率が低かったという研究報告もあります。

仕上げみがきの卒業時期までに、親御さんができることはたくさんあるということです。

舌苔除けば歯医者が舌を巻く
――舌みがきのすすめ

舌みがきは子どもにやってはいけないもの、と思っていませんか？

そんなことはありません。むしろ、どんどん舌みがきをやってください。

舌みがきは口呼吸の予防など、お子さんの健康に数多くのメリットがあります。

歯みがきの最後に簡単にできますので、できれば毎日の習慣にしてください。

舌みがきのメリットの一つ目は舌苔（ぜったい）を発見し、これを取り除けるということです。

舌苔とは、舌を「べーっ」と出したとき、舌の表面にぽつぽつとついている白い苔(こけ)のようなものです。

舌苔の正体は新陳代謝によってはがれ落ちた細胞や食事の残りカスなどが口の中の常在菌によって分解されたもの。大人の場合は口臭の原因になります。

子どもの場合、それほど口臭とは直結しませんが、舌苔が口呼吸のサインであることが多いのです。

というのも、舌苔はある程度できても、通常は唾液などによって自然にはがれ落ちます。ところが、**常に口呼吸をしているお子さんの場合、口の中がカラカラに乾燥していて、唾液が不足しているために舌苔が見られることが多い**のです。

口呼吸にはさまざまな問題があるといわれています。まず、口の中が乾燥していると唾液が減るので自浄作用が低下し、**むし歯や歯周病などになりやすくなります。**また、**風邪やインフルエンザなどの感染症にかかりやすくなる**などの問題も指摘されています。なにより、口呼吸はお子さんにとってつらいことでしょう。小さいお子さんだとその苦しさをなかなか伝えることができませんが、背景に鼻の病気や睡眠時無呼吸症候群などが潜んでいることもあります。

ですから舌苔があった場合、まずは舌みがきで舌苔を取り除いてみてほしいのです。それでも繰り返し舌苔がつくようでしたら、ふだんの呼吸、寝ているときの呼吸の様子を見てあげましょう。必要に応じて歯科医や医師に診てもらうことをおすすめします。

なお、舌苔に限らず、**舌の状態がいつもと違う色や形だったりした場合は、お子さんの体調もいつもと違うサイン**かもしれません。舌は毛細血管が多く集まる粘膜組織なので、血流や体液の変化があらわれやすく、舌の状態を診るだけで自律神経の働き具合が把握できるといわれているからです。

次に、舌みがきは舌の動きをチェックするのにも役立ちます。

舌は歯と連動して食べ物を噛んだり、混ぜたり、飲み込んだりする働きをしています。舌の働きが悪いために、口の中に食べ物をためてしまっている、などの問題をかかえているお子さんは決して少なくありません。

その原因が病的なものである場合もあります。早期に見つければ治療できるものも多いのです。

また、発達に遅れのあるお子さんや、食べたり、飲んだりする機能に問題をかかえるお子さんの場合、舌の動きが悪いことが多いのですが、舌みがきの際に、**舌の両わきを刺激することで、舌の動きが高まる**といわれています。

さらに舌みがきで、かみ合わせや歯並びの問題に早く気がつくことができます。歯並びは唇を閉じる力（口唇圧）と舌の力（舌圧）のバランスによって保たれています。唇を閉じる力が弱く、舌の力とのバランスが崩れて舌が常に前に出ているようになると、出っ歯や上下の前歯にすき間ができる「開咬（かいこう）」になることがあります。また、舌が下の前歯の裏側を常に押している状態が続くと受け口になることがあるのです。

舌みがきをしながら、こうした点にも注意をするといいでしょう。

☆ 舌みがき

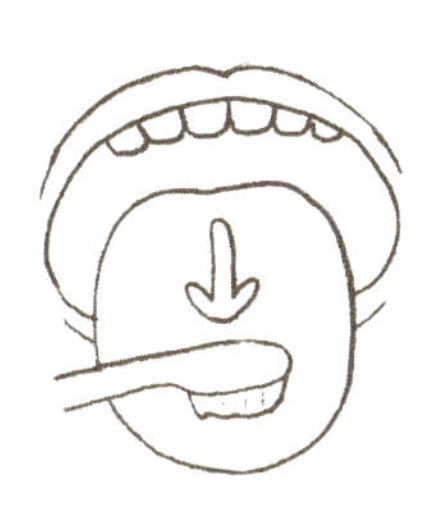

舌みがきには舌クリーナーという、専用の器具もありますが、**簡単なのは仕上げみがき用の歯ブラシをそのまま用いる方法**です。

子どもに舌を突き出してもらい、奥から手前にやさしくなでるように5回程度、みがきましょう。舌苔がたくさん付着している場合はもう少し回数を増やします。

強くみがきすぎると舌の上にある味覚のセンサーである味蕾(みらい)という細胞を傷つけてしまいますので注意してください。

おわりに

毎日歯をみがく人の割合は9割を超え、ひと昔前に比べて歯みがきの習慣はかなり浸透してきています。

こうした背景から、一人の子どもが持つむし歯の本数は減少し、むし歯の程度も軽症化してきています。

しかし、20代を迎えるころには、むし歯の数は増加に転じ、むし歯を持つ人の率は年齢が上がるとともに増えていくことが明らかです。

この事実は、歯みがきの習慣はほとんどの人が持っているにもかかわらず、正しい知識のもとで歯みがきが実践されていない一つの表れとも考えられます。

本書でお話ししてきたとおり、**多くの人の歯みがきが自己流であり、正しい方法でみがいている人はほとんどいないのが実態**です。

正しい知識を持って歯みがきを実践しなければ、本当の意味でのむし歯予防にはつながりません。

さらに、むし歯予防を確実なものにするには、歯みがきだけでは限界があります。**子どものころから歯ブラシに加えてフッ素入りの歯みがき粉やデンタルフロスなどを使って口の中のケア**をすることが、大人になってからのむし歯予防対策、口や歯の健康維持にはとても重要です。

こうした習慣を身につけさせるために**親御さんの役割は非常に大きい**といえるでしょう。

本書でアドバイスさせていただいたケアの方法には、おそらくこれまでにない専門的な内容です。それだけに、「自分にもできるだろうか」とプレッシャーを感じられてしまう親御さんもいるかもしれません。

しかし、こう考えてみてはどうでしょう。

「歯みがきは親子をつなぐ大切なコミュニケーションの場」だと。

私は仕事柄、毎日、0歳から中学生までのたくさんのお子さんと接しています。

治療のために何年も通ってくださっている患者さんも多く、小さいころからの成長を見ていると、親御さんとお子さんが一緒になって、口の中を健康にしようという姿勢が子どもの成長にとてもいい結果を与えていることを実感します。

ご家庭で家族が一緒になって毎日楽しく歯みがきをすること。このなにげない習慣が子どもにとって、どれだけ心安らぐ時間であることか……。きっと大きくなったときに「うちの家族はみんな歯みがきをするのが大好きでね。おかげで、むし歯がないんだよ」などと、それはかけがえのない思い出となるものです。

歯と口の健康を守ることは、食べること、味わうこと、話すこと、唾液の分泌をうながすことなど、子どもの心とからだの発育にとって大切な機能を育てます。

さらにむし歯を予防するということは、規則正しい生活習慣を身につけることにもつながります。小さいころにきちんと生活習慣を身につけたお子さんは、大きくなったとき、**自分の健康を自分で守ることのできる健やかな人になる**でしょう。

歯ブラシは単に歯をみがくだけではなく、**心をみがく大切なツール**であることは間違いありません。親子のすてきな時間を、歯みがきを通して実感していただけたらこれほどうれしいことはありません。

平成30年4月10日

朝田芳信

参考文献

1 歯と口の健康づくり 基本120 ライオン快適生活研究所、ライオン歯科衛生研究所、扶桑社MOOK 2012

2 子どものための歯と口の健康づくり 監修安井利一、医歯薬出版、2001

3 子どもの歯と口の保健ガイド 編集：小児科と小児歯科の保健検討委員会、日本小児医事出版社 P64-68 2009

4 保育者が知っておきたい子どものむし歯予防と実践ポイント 朝田芳信：学建書院、P46-47 2014

5 フッ化物局所応用実施マニュアル 日本口腔衛生学会フッ化物応用委員会編、社会保険研究所、2017

6 子どもの歯みがき 公益社団法人 日本小児歯科学会ホームページ http://www.jspd.or.jp/

7 小児の最適歯磨圧について 松崎和江ほか：小児歯誌、23(1)：88-93,1985

8 年齢別、小児歯科臨床での口腔清掃用具の使用法・指導法(1) 浜野美幸：無歯期〜乳歯列期、小児歯科臨床、21(3)：17-22 2016

9 乳幼児の口と歯の健診ガイド 第2版、日本小児歯科学会編、医歯薬出版、2012

10 小児自身の刷掃時とその母親による後磨き時の歯磨圧と清掃効果について 大多和由美ほか：歯科学報、90(12)：1457-1462,1990

11 後みがきの意義と実施期間とその指導　町田幸雄：小児歯科臨床、20(6)：38-44,2015

12 正しく歯を磨く　朝田芳信：朝日新聞be（7月29日発刊p9）2017

13 平成28年度歯科疾患実態調査、厚生労働省

14 ハブラシの科学　Lion Sicence Journal　Vol12,p4　2017

15 歯みがき動作の調整による歯垢除去効果について　菅沼孝之：口腔衛生誌、33(2)：118-131　1983

16 歯科衛生活動下における低年齢小児の乳歯齲蝕について「むし歯のない子を育てる会」10年間の活動報告　北村千枝子ら：小児歯誌、23(1)：140-152,1985

17 小児の口腔科学　第4版、編集　朝田芳信ら、学建書院、2017

18 第二乳臼歯脱落期にみられた幼若第一大臼歯近心面齲蝕について　加我正行ら：小児歯誌、38(5)：1075-1079　2000

19 クリニカ　歯の健康基礎知識　正しい歯の磨き方　ライオン株式会社〈http://clinica.lion.co.jp/oralcare/hamigaki.htm〉

20 2歳6か月児のう蝕発病と関連要因の追跡調査　阿部晶子：口腔衛生会誌　54(1)：17-27　2004

21 Burt A, Eklund A: Dental Caries, Dentistry, Dental Practice, and the Community 6th edn, St. Louis, Elsevier Saunders, 2005

22 デンタルカリエス　原著第2版　その病態と臨床マネージメント　Fejerskov, Kidd E, 高橋信博・恵比須繁之監訳（編）：2013

23 学校歯科保健対策における歯口清掃指導およびフッ素洗口法の評価　筒井昭仁、小林清吾、野上成樹ほか：口腔衛生会誌、33：79-88,1983

24 Marinho VC, Higgins JP, Logan S et al.: Fluoride mouthrinses for preventing dental caries in children and adolescents. Cochrane Database Syst Rev. 2003(3):CD002284

25 小学校におけるフッ化物洗口プログラムの予防効果　八木 稔：日本歯科医療管理学会雑誌、47：263-270,2013

26 Ahovuo-Saloranta A, Hiiri A, Nordblad A et al.: Pit and fissure sealants for preventing dental decay in the permanent teeth of children and adolescents. The Cochrane Database of Systematic Reviews 2008(4):CD001830

27 フルオロシーラントとクリアシールFの臨床成績　伊平弥生、八十島華子、川原由季、大森郁朗：小児歯誌、39(4)：877-883　2001

28 う蝕のない社会の実現に向けて　日本口腔衛生学会：口腔衛生会誌、63(5)：400-411　2013

29 う蝕学――チェアサイドの予防と回復のプログラム　編集　田上順次、花田信弘、桃井保子、永末書店、2008

30 わが国の小児における歯科疾患の現状　真柳秀昭：東北大歯誌、15：115-127,1996

31 小児の口腔軟組織疾患の年齢的な変化――とくに歯肉炎について　甘利英一：小児歯誌　30(5)：867-881,1992

32 平成28年度歯科疾患実態調査、厚生労働省

33 Lissau, I.et al.,: Dental health behaviors and periodontal disease in Danish youths. J Clin Periodontol, 17:42-47, 1990

34 Listl S: Inequalities in dental attendance throughout the life-course. J Dent Res 91:91S-97S, 2012

35 小学生の歯肉炎有所見状況と生活習慣要因の関連について　大須賀恵子ほか：学校保健研究53：225-231,2011

36 歯間清掃具によるプラーク除去効果の臨床的検討　高世尚子ほか：日本歯科保存学雑誌、48(2)：272-277,2005

37 インターネット調査による歯科に関する用語の認知と個人属性の関係　森田一三ほか：口腔衛生会誌、53(3)：211-220,2003

38 各種電動ブラシの歯垢清掃効果と使用感　外木徳子ほか：歯科学報、92(10)：1367-1381,1992

39 Borutta A: Plaque removal efficacy of a newly developed powered toothbrush in the primary dentition of pre-school children, J Clin Dent. 8:151-155, 1997

40 Garcia-Godoy F. et al.: The safety and efficacy of a children's power toothbursu and a manual toothbrusy in 6-11 year-olds. Am J Dent. 14:195-199, 2001

41 Silverman J et al.: Comparison of powered and manual toothbrushes for plaque removal by 4-to 5-year-old children. Pediatric Dent. 26(3):225-230, 2004

42 Taschner M et al.: Comparing efficacy of plaque removal using professionally applied manual and power toothbrushes in 4-to 7-year-old children. Pediatric Dent. 34(1):61-65, 2010

43 歯周病と全身の健康を考える　長谷川紘司、野口俊英、山田了、花田信弘、眞木吉信、山崎洋治　編集：財団法人ライオン歯科衛生研究所編、医歯薬出版、2004

44 障害児での口腔清掃用具の使用法・指導法　遠藤眞美：小児歯科臨床、21(3)：29-32　2016

45 Interdental brush と Dental floss の清掃効果について　山本　昇ほか：日本歯周病学会誌、17(2)：258-264,1975

46 常用歯刷子の細菌学的研究　丸山威夫ほか：口腔衛生会誌７：61-67,1957

47 小児における歯口清掃器具の洗浄と保管に関する細菌学的調査　香西克之ほか：小児歯誌、32(4)：751-755,1994

48 歯ブラシへの付着・残存口腔内細菌調査　長瀬優里ほか：四国公衆衛生学会誌、61(1)：87-92,2016

49 歯ブラシに付着・増殖する細菌について　相原まり子ほか：日本女子衛生短大紀要、１：37-49,1981

50 常用歯ブラシの保存環境に関する実験　山口進也ほか：日本歯保誌　29：1011-1018,1986

51 歯ブラシの乾燥時間について　前山弘美ほか：日本歯科衛生士会学術雑誌、14(1)：61-65,1986

52 過去10年間の小児穿通性口腔外傷の臨床的観察　佐野寿哉ら：日本口腔診断学会雑誌、21(1)：27-32 2008

53 乳幼児の歯ブラシに起因する事故症例の解析から歯ブラシ外傷の予防対策を検討する　伊藤三智子：

小児歯科臨床、17(11)：55-63　2012
54 口にくわえたものによる小児口腔外傷12例の検討　唐木克二ら：東京女子医科大学雑誌、83：E212-E218　2013
55 乳幼児の歯ブラシによる事故に注意　消費者庁　独立行政法人国民生活センター　News Release p1-15　2013
56 子どもに対する歯ブラシの安全対策　東京都商品等安全対策協議会報告書　東京都生活文化局、2017
57 東京都における事故の実態と、歯ブラシに関する保護者アンケート結果　宮永浩美：小児歯科臨床、22(6)：13-17　2017
58 事故事例から歯ブラシ開発へ　大久保正一：小児歯科臨床、22(6)：23-27　2017
59 Stepahn MR:A quantitative method for evaluating physical and chemical agents which modify production of acids in bacterial plauqes on human teeth. J Dent Res. 22:45-51, 1943
60 Neff D: Acid production from different carbohydrate sources in human plaque in situ. Caries Res.1:78-85, 1967

掲載のＱＲコードで正しい歯のみがき方の
実写動画を見ることができます。

上記ＱＲコードで読み取れない場合はこちらへ
↓

ドクター朝田の
間違いだらけの
子どもの歯みがき

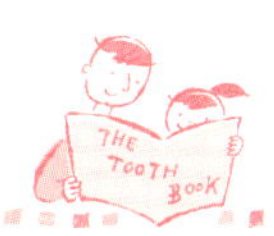

2018年　5月31日　初版第1刷発行

著　者　朝田 芳信

発行者　伊藤 良則

発行所　株式会社 春陽堂書店
〒103-0027
東京都中央区日本橋3-4-16
TEL　03-3271-0051
URL　www. shunyodo.co.jp

デザイン　鷺草デザイン事務所
印刷製本　ラン印刷社

ISBN978-4-394-90335-2